El doctor en ti. Derechos de autor © Cesia Estebané, 2022. Todos los derechos reservados. San Juan, Puerto Rico.

ISBN: 978-1-7374235-4-6

Página web: www.eldoctorenti.com
Instagram: @drcesiaestebane
Teléfono: 787-222-0904 / 787-222-7472 / 787-294-5793

EMPRENDE CON TU LIBRO
Programa Emprende Con Tu Libro
Mentora en autopublicación: Anita Paniagua
www.emprendecontulibro.net

Edición y corrección de prueba: Yasmín Rodríguez
The Writing Ghost®, Inc.
www.thewritingghost.com

Diseño gráfico y portada: Amanda Jusino
Maquetación: Anamar Romero
www.amandajusino.com

Fotografía de la autora: Raúl Romero Photography
raulromerophotography@gmail.com

Ilustraciones de interior: Anamar Romero
anamartillustration@gmail.com

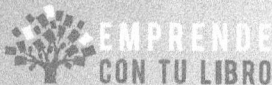

DRA. CESIA ESTEBANÉ

El Doctor

EN TI

5 constructores para descubrir
tu poder innato de sanar

Visualizo un mundo donde la humanidad viva la vida tal y como fue diseñada a vivirse, sana y totalmente plena en cada área.

Visualizo un mundo donde la humanidad, desde su niñez, viva la vida sin sustancias tóxicas.

Visualizo un mundo donde la humanidad viva una vida donde lleven a cabo su propósito divino acorde al anhelo del corazón de cada ser humano.

- Cesia.

DEDICATORIA

A ti que estás despertando a una nueva y gloriosa realidad y que estás en camino a descubrir la delicia en lo desconocido y lo posible, alejándote de lo conocido y común. Esto es para ti.

TABLA DE CONTENIDO

AGRADECIMIENTOS

Al amado equipo de mi vida que vive todos mis procesos: mi familia, José, Ian y Eliam, que siempre entienden y apoyan mi pasión por escribir.

A mi equipo incondicional de cualquier hora, distancia, de «no importa qué»: mis padres Martha y Manuel, por siempre acariciar mi corazón y por la fortaleza de su espíritu.

A la guía y profesionalismo de Anita, Yasmín y Amanda en la exteriorización de este manuscrito.

A mis valiosos mentores y guías en cada etapa de mi vida.

A ti que estás en mi corazón aun sin conocerte físicamente: tu imagen en mi mente y el sentimiento de conexión me impulsaron a escribir.

DENTRO DE ESTAS PÁGINAS

«El maestro aparece cuando el estudiante esté listo...» Eso significa que la Dra. Cesia Estebané, a través de este libro, llega a ti en el momento preciso.

El libro que tienes en tus manos fácilmente puede cambiar tu vida para bien.

Dentro de estas páginas yacen verdades universales que rigen nuestra misma existencia. Entenderás más sobre tu mente y corazón, cómo liberarte de enfermedades y a vivir una vida más plena y abundante.

Una vez tras otra te alienta a continuar, mejorar, a entenderte más y a sanar. Ese aliento proviene de la data que nos comparte sobre diversos estudios de investigación científica, los cuales revelan la inmensurable capacidad del potencial humano. Además, incluye ejercicios prácticos para que comiences a reconectar con la verdadera solución a tus retos en las áreas clave de tu vida.

Majestuosamente, y con facilidad y elegancia, nos revela el sostenido enlace entre la energía cuántica y la esencia de la espiritualidad que nos caracteriza como seres humanos. Está escrito con la profundidad que caracteriza lo más interno de nuestro cuerpo y nuestro ser, pero viene acompañado de una sencillez explicativa que lo hace fácil de captar para cualquier lector.

La Dra. Cesia Estebané ha dejado plasmada su alma completa en esta obra literaria, ya que, con amplia sabiduría, vistió con su compasión y fe una travesía mental hacia lo posible y lo deseado.

Muy elocuentemente, nos presenta preguntas claves que estimulan el pensamiento crítico. También, nos sugiere y explica diversos ejercicios mentales que abren espacios desconocidos y despiertan respuestas a incógnitas sobre nuestra propia esencia, la cual últimamente nos invita a trascender.

Es una lectura realmente valiosa y necesaria para todo aquel que desea vivir sano, pleno y en armonía con su entorno.

Siempre en servicio,

Dr. Eddy L. Diaz

CARTA A MI LECTOR

Querido amigo,

Tu privilegio y derecho al nacer es estar completamente sano y pleno en cada área de tu vida. Mi deseo al escribir este libro es ayudarte a reclamar este privilegio y derecho.

Decidí escribir porque creo que es la manera más apropiada para comunicar las cosas fascinantes que he aprendido, las cuales acentúan y amplían mi vivencia, salud, aventura y deleite de la vida.

En el momento en el que escribo vivimos una crisis a nivel mundial. Por alrededor de un año antes de que la pandemia del COVID-19 comenzara, un fuerte deseo por escribir me despertaba cada noche, como un anhelo ferviente por compartir contigo la información expresada en estas hojas. Esta crisis mundial sustenta mi intuición de comunicar el mensaje que encontrarás aquí. Confío en que este libro llegará a tus manos en el momento preciso.

Me considero una estudiante de por vida. Entre más estudio y practico los constructores de vida y salud, más descubro lo vasto y profundo que es el potencial humano. Por eso te comparto estos cinco constructores que espero te ayuden a generar salud en tu vida.

Salud significa estar completo, íntegro, entero; no es solo estar libre de síntomas y enfermedades, sino tener un estado de integridad entre tu cuerpo, mente y espíritu[1].

Vivimos en un tiempo donde muchas personas están incompletas, viviendo realidades que no van con su potencial de vida. El universo se deleita en crear, y así mismo tú naciste para crear y tienes el potencial de deleitarte en crear una nueva realidad de vida y de salud.

Como doctora quiropráctica, tengo el honor de servir en el campo de la salud. Agradezco el privilegio de ayudar a otros en maneras que solo imaginaba en el pasado y que ahora son una realidad hermosa. Mis últimos dieciséis años los dediqué a estudiar, vivir y compartir este mensaje con todas las personas que buscan mi ayuda. He visto no solo cómo mi vida se transforma, sino también el ambiente que me rodea.

Te propongo leer el libro pausadamente, con un corazón y una mente abierta. Realiza los ejercicios que recomiendo mientras lees, y date la oportunidad y el tiempo de asimilarlos de manera profunda. Este libro es mi obsequio en amor, y puede ser una bendición para ti. Refleja mi anhelo de contribuir en tu búsqueda de vivir con salud trascendental. Puede ayudarte a estar más completo (saludable) y pleno y a atraer más dicha, abundancia, satisfacción y esplendor a tu vida.

Deseo que se fortalezca la luz que brilla dentro de ti.

¡Disfruta!

Con amor,

Cesia.

CONSTRUCTOR #1:

Descubre el doctor en ti

La orquesta de tu cuerpo

¿Has tenido alguna vez la oportunidad de escuchar una orquesta profesional, donde cada detalle musical es de la más alta calidad? ¿Recuerdas cómo fue esa experiencia? Si era una orquesta de excelencia, lo más seguro es que todo lo que escuchabas y veías estaba bien coordinado entre sí. Cada músico tenía su atención completa en la música que estaba produciendo bajo la dirección del director de esa orquesta. Podías apreciar cada instrumento bien afinado y coordinado entre todos, logrando producir música hermosa que logra su propósito de hablarle a tu alma de una manera especial.

Así mismo funciona tu organismo. Visualiza tu cuerpo como una orquesta de música donde el director es tu sistema nervioso, y cada uno de tus órganos son los músicos de la orquesta de tu cuerpo. Mira cada órgano bien afinado y coordinado con los demás, cada uno haciendo sus diferentes funciones bajo la dirección de tu sistema nervioso.

Por ejemplo, mira tu corazón y tus pulmones trabajando coordinadamente, mira tu tiroides, tu páncreas y tu hígado comunicándose apropiadamente entre sí bajo la dirección de tu sistema

nervioso. Ese sistema nervioso está comunicándose constantemente con el resto del cuerpo guiando y coordinando cada
función, tal y como el director de la orquesta guía a sus músicos.

¡Qué placentero es escuchar una orquesta bien coordinada y
afinada! Eso puede crear un ambiente placentero para todo el
que escucha. La música hermosa que puede generar una orquesta es igual a la salud óptima que puede generar tu cuerpo.
**Cada órgano en tu cuerpo conoce su función con detalle, así
como cada músico conoce su instrumento.**

Hay inteligencia en cada célula, tejido y órgano de tu cuerpo
que siempre busca regresar a un estado de balance y armonía,
a su estado normal de salud. Tal vez aprendiste que para tener
una buena salud tienes que cuidar tu cuerpo, y hoy te animo a
que pienses diferente.

**El secreto para una salud óptima es permitir que tu cuerpo te
cuide a ti.**

La medicina moderna, con todos sus avances, aun no logra
conocer lo que tu cuerpo sabe de forma innata. El doctor está
en ti. El doctor está en tu cuerpo, en cada una de tus células.
El doctor externo facilita el sistema de sanación de tu cuerpo
cuando algo falta para que el cuerpo sane por sí mismo.

Todo lo que haces para cuidar a tu cuerpo, como tener una
percepción constructiva de tu alrededor y de las circunstancias
que enfrentas en tu diario vivir, alimentarte e hidratarte bien,
suplementarse, evitar toxinas y ejercitarse son cosas que haces
en adición a dejar que tu cuerpo te cuide.

Un ejemplo de cómo tu asombroso cuerpo te cuida es cuando
un patógeno entra a tu organismo. Tu cuerpo empieza a crear
un evento de reacciones químicas para neutralizar y sacar fuera

del organismo a ese patógeno. La energía de tu cuerpo se concentra en tu sistema de defensa; tienes un batallón de células del sistema inmune que están preparadas para cuidarte. Es tu defensa interna formada por células especializadas.

El sistema inmune representa la habilidad de tu cuerpo de activar homeostasis, al enfrentar retos como el virus (COVID -19) que estamos atravesando a nivel mundial. Tu cuerpo comienza a responder de forma sabia para neutralizar el patógeno, empiezas a crear mucosidad, estornudas y tu temperatura comienza a elevarse con el fin de poder neutralizar al patógeno de una manera más rápida.

Hay sabiduría innata en cada proceso del cuerpo. En realidad, tu sistema nervioso e inmunológico trabajan tan de la mano, que se puede pensar que el sistema inmune son células del sistema nervioso circulando; cada una de ellas tiene sabiduría interna[2].

¿Alguna vez has pensado cómo se formó tu cuerpo? El espermatozoide de tu padre se une al óvulo de tu madre. Se forma lo que se conoce como cigoto, el cual contiene toda tu información genética (ADN) necesaria para convertirse en un bebé. El cigoto se empieza a dividir para formar un grupo de células llamado blastocisto el cual se convertirá en un embrión y posteriormente en un bebé. Las células del embrión se multiplican y comienzan a tener funciones específicas.

Todo esto ocurre de manera coordinada, compleja y muy rápida. Aproximadamente en la quinta semana del embarazo, los primeros órganos se empiezan a desarrollar, que son el cerebro, la médula espinal y el corazón. ¿Por qué estos órganos son los primeros en desarrollarse? Porque tu sistema nervioso es el director de tu cuerpo (así como el director de la orquesta) y quien coordina las funciones de todos los demás órganos (músicos) de tu cuerpo.

Hoy se conoce que tu corazón también tiene células nerviosas especializadas. Es realmente fascinante ver cómo el cuerpo humano se forma con tanta precisión. Absolutamente todo en tu cuerpo, cada detalle, tiene una razón, y cada proceso o reacción tiene una precisión. Tu cuerpo fue creado por, y funciona con, una inteligencia de amor.

¿No te parece increíble que desde antes de nacer todo seguía un orden divino en tu formación? Era cuestión de confiar y esperar que tu desarrollo en el vientre de tu madre siguiera su curso. Sin embargo, al nacer, pareciera que los seres humanos nacen incompletos, porque la medicina moderna rápido comienza a saturar el organismo de un infante con substancias externas y tóxicas[3].

Mientras creces sigues creyendo que hay algo externo para completarte o sanarte: una nueva medicina, un nuevo tratamiento, siempre algo externo. Apreciar tu cuerpo, estar consciente de lo majestuoso que es, es el primer paso para sanar y restaurar. **Con solo apreciar tu cuerpo, creas calma en tu organismo; tus células siguen la intención de tu conciencia.**

Personalmente, creo que la humanidad se está moviendo hacia un tiempo de grandes cambios, y especialmente cambios en la conciencia humana. Veremos que la conciencia sanará más que cualquier cosa externa. Esto es totalmente relevante con la pandemia que estamos viviendo. Entre más conciencia traigas a tu cuerpo, más sano y resistente estará tu sistema inmunológico, y más estable estarán tu mente y tus emociones. A tu cuerpo le encanta que le des atención; cada célula despierta y se alegra, es una técnica de autosanación muy potente.

Habita tu cuerpo, está consciente de él, porque hacer esto te autoprotege. Es como estar en tu casa, apreciarla y vivirla enteramente, no sólo estar ahí por necesidad. El dicho: «hogar, dulce hogar» tal vez tenga otro significado para algunos en este tiempo de pandemia, porque no aceptan la posibilidad de estar aislados dentro de sus casas durante muchos días continuos.

Aceptar el momento presente te ayudará a darte cuenta de que este es un tiempo como ningún otro; se te está dando la oportunidad increíble de romper hábitos cotidianos. Puedes comenzar a transformar tu hogar externo, que es tu casa, y más importante aun, tu hogar interno, que es tu cuerpo. La vida ocurre en el presente, llena cada momento de tu existencia con tu conciencia plena.

Toma unos minutos para hacer este simple pero significativo ejercicio, al cual le llamo «habita tu cuerpo». Lee primeramente, y luego llévalo a la práctica.

Cierra tus ojos, sumerge tu cuerpo en tu conciencia. Enfoca tu atención en diferentes partes del cuerpo, empieza por tus pies, luego sube a tus tobillos, rodillas, piernas, cadera, estómago, pecho, brazos, manos, cuello, cara y cabeza. Siente la vida y la energía de esas partes tan vivamente como puedas. Mantente presente con cada parte de tu cuerpo por algunos segundos.

Visualiza la energía de tu cuerpo como una ola del mar que va de tus pies a la cabeza y viceversa. Siente tu espacio interior, tu presencia en su totalidad. Mantén esa sensación durante unos minutos. Estás intensamente presente en cada célula de tu cuerpo durante ese tiempo.

Haz este ejercicio a diario, aun cuando creas que no tienes tiempo, realmente esos días son los días que más lo necesitas hacer.

Tu conciencia es lo más poderoso y sanador que existe.

La sabiduría y el poder de tu cuerpo

Aunque no eres solo un cuerpo físico, es muy importante valorar y admirar tu cuerpo. Hay una inteligencia innata constante que, de forma organizada, ejecuta diversas y complejas funciones en tu cuerpo. Esa inteligencia innata es parte de tu conciencia. Es la misma inteligencia del universo que mantiene los átomos y moléculas juntas. Es el poder que mantiene el sistema solar en el que vivimos. Es la inteligencia innata que te mantiene vivo.

Logras experimentar ese poder cuando vives en el momento presente, una verdad que muchos aun ignoran. No es solamente mental; es algo que ocurre en todo tu cuerpo. Ese poder eres tú. Confío en que, progresivamente, lo verás más claro. Nuestro mundo está evolucionando. Estamos en una etapa de cambios, de transformación revolucionaria, la inteligencia innata e invisible se expresa cada vez más. ¿Por qué lo digo? Porque cada día hay más personas despertando a esta realidad y porque tú estás despertando a esta conciencia. Tal vez no todo tenga sentido, pero algo en ti comienza a despertar.

Te han enseñado a buscar la solución a tus necesidades fuera de ti. Sin embargo, es adentrándote en ti mismo donde encontrarás lo que necesitas. Tu salud viene de adentro hacia afuera, no de afuera hacia dentro. Este es uno de los principios más importantes de la quiropráctica. Todo organismo vivo tiene inteligencia innata, un poder organizado y con propósito.

La quiropráctica encuentra y corrige las interferencias que impiden la expresión óptima de esa inteligencia innata.

Me gusta explicarle a los niños que la inteligencia innata de su cuerpo es como una magia que sabe con precisión exactamente qué hacer dentro de cada una de las células que forman su cuerpo. Los niños son los primeros en aceptar y creer vivamente esta verdad. Ellos logran reconocer su inteligencia innata de una manera más natural y, en mi experiencia, creo que por eso se pueden sanar más rápido.

Recuerdo el versículo bíblico que dice que debemos ser como niños para entrar al reino de los cielos (Mateo 18:3); el significado del reino de los cielos es tu espacio interno, donde habita tu Creador, donde conectas con tu inteligencia innata. No está fuera de ti, está en ti.

Las cualidades de los niños son verdaderamente asombrosas. Considero que entre las más significativas están las siguientes: fe, amor, dependencia, humildad y perdón. Los niños tienen una fe que mueve montañas: si mamá le dice a su hijo que mañana le comprará una nube voladora, lo cree genuinamente. Aman incondicionalmente a sus padres, aun si tienen un padre o madre maltratante. Dependen totalmente de sus cuidadores para que todas sus necesidades sean cubiertas. Tienen humildad, ya que no conocen lo que es ser jactancioso. Poseen un corazón que perdona, porque viven el presente.

¡Tenemos tanto que aprender de nuestros niños! Por eso Jesús los aclama tanto. Para sanar, tienes también que ser como un niño, tener fe total en el poder innato de tu cuerpo; amar incondicionalmente tu cuerpo, ya que no hay fuerza más grande que esta; depender por completo del poder que te creó; y tener un corazón de humildad y de perdón al vivir en el momento presente. Muy pocas cosas sanan tanto como el perdonar.

Tu inteligencia innata es el poder que le permite a tu cuerpo estar vivo, es el poder de sanar, regenerarse, adaptarse y reproducirse. Este poder nunca duerme y nunca hace nada para lastimarte. Es el poder que convirtió el desayuno que tuviste hoy en células de páncreas, corazón o hígado, por darte un ejemplo. Hace que tres millones de células rojas se fabriquen cada minuto, que tu corazón palpite aproximadamente cuarenta millones de veces al año[4], que tus pulmones usen aproximadamente 550 litros de oxígeno puro al día[5], que tu estómago produzca de tres a cuatro litros de jugo gástrico al día y que tus nervios transmitan sus señales a 268 mph[6].

Tu cuerpo es realmente un regalo maravilloso: ámalo, valóralo y admíralo[7]. La inteligencia innata viaja por tu sistema nervioso, que es el director de la orquesta de tu cuerpo. En otras palabras, es el sistema de comunicación en tu cuerpo.

Puede que algunas veces tu salud no sea la ideal, pero puedes reconocer que ese no es el estado permanente de tu cuerpo. Tu organismo está cambiando constantemente, tienes cientos de billones de células nuevas cada día esperando crear salud dentro de tu cuerpo. Las células viejas se reemplazan por células nuevas constantemente, y así es como tu cuerpo mantiene homeostasis y sana.

Cada momento que vives es diferente al anterior. Puedes escuchar el diagnóstico que el doctor te da, pero no permitas que tu mente se quede ahí. Toma los pasos para permitir que tu salud se restablezca. Tu cuerpo es realmente un regalo admirable. Está diseñado para estar sano con sus cincuenta trillones de células comunicándose constantemente, siempre cambiando, renovándose y escuchando bajo la dirección de tu sistema nervioso.

Confía en el poder innato de tu cuerpo, ya que el mismo poder que creó tu cuerpo es el poder que lo puede sanar. Está en ti.

El casco y la armadura del director de tu orquesta

¿Qué tan importante es el director de una orquesta? En otras palabras, ¿qué tan importante es tu sistema nervioso? Es vital. La inteligencia innata utiliza tu sistema nervioso para comunicarse con el resto del cuerpo y así organizar y coordinar la función, sanación y recreación del mismo. Tu sistema nervioso está protegido por una vestimenta única.

Tu cráneo es el casco que protege tu cerebro, y tu columna es la armadura que protege tu cordón espinal. La quiropráctica se enfoca en el director de tu orquesta y en su vestimenta. En otras palabras, en el sistema nervioso y su protección, que es tu columna vertebral.

Cuando la vestimenta, que es tu columna vertebral, está en la alineación correcta, flexible y moviéndose bien, tu sistema nervioso es capaz de comunicarse libremente con el resto de tu cuerpo y viceversa, llevando a cabo las funciones de sanar y regenerarse de una manera óptima.

Tu cerebro y tu sistema nervioso son de lo más significativo y complejo en el universo; los impulsos nerviosos y mentales que corren por tu sistema nervioso mantienen funcionando apropiadamente a cada órgano en tu cuerpo, así como los cables eléctricos mantienen la electricidad de cada área de tu casa. Para tener un cuerpo sano, busca tener un sistema nervioso sano.

Para tener un sistema nervioso sano, busca tener una columna vertebral sana.

El director de la orquesta mal vestido

Imagina que el director de la orquesta está muy mal vestido, su ropa no le queda bien, lo miras incómodo porque le aprietan los botones de su camisa, la corbata no lo deja respirar con facilidad y puedes incluso ver su ropa malgastada y hasta desgarrada. ¿Crees que en medio de tanta incomodidad pueda dirigir óptimamente a sus músicos? Sería muy difícil, ya que ni siquiera puede respirar bien.

Puede ser que los músicos empiezan a estar fuera de coordinación unos con otros y desafinan. De pronto, te das cuenta de que la música que emiten como conjunto ya no es de la mejor calidad. Incluso, puedes escuchar ruidos en lugar de música, y comienza a incomodar.

Cada músico empieza a hacer lo que cree correcto por su propia cuenta, sin una dirección clara de su director, ya que hay una interferencia en la comunicación entre el director y los músicos. Tal vez esta metáfora te parezca algo rara, pero pienso que te puede ayudar a comprender mejor cómo funciona tu cuerpo bajo la dirección de tu sistema nervioso.

A la interferencia con la expresión de vida entre tu cerebro (director de la orquesta) y alguno de tus órganos (músicos) se le conoce como subluxación; esa interferencia nerviosa hace que el tejido celular del órgano comience a perder su vibración de energía, porque se interrumpe la comunicación. Subluxación significa condición de menos luz.

En 1921, el doctor en medicina Henry Winsor estaba intrigado al ver pacientes sanar con el cuidado quiropráctico sin el uso de medicamentos o cirugías. Decidió llevar a cabo una investigación científica en la Universidad de Pensilvania, donde en tres estudios diferentes diseccionó setenta y cinco cadáveres de humanos y veintidós cadáveres de animales para buscar si había alguna relación entre un órgano interno enfermo y la vértebra asociada con los nervios que llegan a ese órgano.

En los resultados de su investigación encontró una relación de casi un 100% entre el órgano interno enfermo y el segmento vertebral asociado con ese órgano. Como ves en la imagen, tu columna vertebral está formada por veinticuatro vértebras, las cuales se clasifican en siete cervicales, doce torácicas y cinco lumbares. Cada región tiene una relación con diferentes órganos en tu cuerpo.

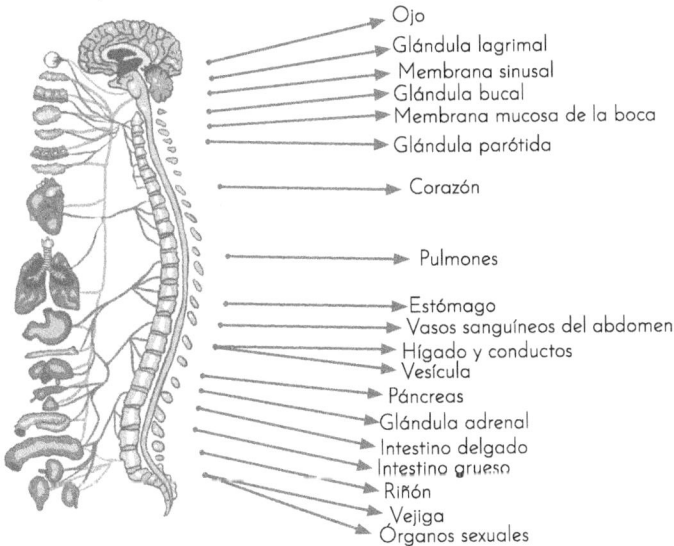

- Ojo
- Glándula lagrimal
- Membrana sinusal
- Glándula bucal
- Membrana mucosa de la boca
- Glándula parótida
- Corazón
- Pulmones
- Estómago
- Vasos sanguíneos del abdomen
- Hígado y conductos
- Vesícula
- Páncreas
- Glándula adrenal
- Intestino delgado
- Intestino grueso
- Riñón
- Vejiga
- Órganos sexuales

Te describo por categorías las enfermedades estudiadas en esta investigación y su asociación con la columna vertebral.

- Los nueve casos con enfermedades estomacales tenían subluxación en el área torácica media (T5 - T9).

- Los veintiséis casos con enfermedades pulmonares tenían subluxación en la región torácica superior.

- Los trece casos con enfermedades del hígado tenían subluxación en el área torácica media.

- Los cinco casos con piedras en la vesícula tenían subluxación en el área torácica media.

- Los tres casos con enfermedades de páncreas tenían subluxación en el área torácica media.

- Los once casos con enfermedades de bazo tenían subluxación en el área torácica media.

- Los diecisiete casos con enfermedad de riñón tenían subluxación en el área torácica baja.

- Los ocho casos con enfermedades de próstata y vejiga tenían subluxación en el área lumbar (L2-L3).

- Los dos casos con enfermedad de útero tenían subluxación en la L2.

- Los casos con condiciones de corazón y pericardio presentaron subluxación en las primeras cinco torácicas (T1- T5).

Estos resultados se publicaron en el *Medical Times*, y han dado lugar a muchas investigaciones sobre la relación de la columna vertebral con cada órgano. Con este estudio, deseo que veas lo importante que es tener un sistema nervioso óptimo, libre de interferencia, para una mejor expresión de vida y salud.

Subluxación (interferencia) es mucho más que un problema en el que la vértebra está fuera de lugar: es una condición de menos luz, porque interrumpe el flujo de energía en el organismo. El quiropráctico detecta, analiza y corrige la subluxación con el único propósito de facilitar el flujo de energía.

La subluxación (interferencia) se dá en su mayoría desde una edad muy temprana, tan temprana como desde el nacimiento, como resultado de los efectos de estresores para tu organismo. Entender dichos estresores será de gran beneficio para ti.

Los estresores se dividen principalmente en tres: estrés emocional, estrés químico y estrés físico. ¿Cuál estresor crees que crea más daño y subluxación en tu cuerpo? Sin duda, el estrés emocional; eres un ser espiritual viviendo una experiencia de vida física. Por esta razón, tu cuerpo responde más al estrés emocional que al estrés químico y físico.

Estrés químico es el segundo estresor con más carga para tu cuerpo. Este se refiere principalmente a químicos en los medicamentos recetados y no recetados, drogas, vacunas, productos para la limpieza de nuestro hogar o de uso personal, preservativos y aditivos en nuestros alimentos y a la contaminación de nuestro medio ambiente.

El estrés físico es el que menos carga representa para tu organismo. Este incluye el proceso de nacimiento para el bebé. La fuerza que se ejerce para sacar la cabecita del bebé del cuerpo de la madre representa un gran estrés para la columna vertebral del bebé, y desde el primer día de nacimiento el niño puede presentar subluxaciones vertebrales. Además, el trabajo repetitivo, hábitos incorrectos de postura, caídas desde una edad temprana y accidentes también las causan

La subluxación es parte de la ley de entropía, la cual explica que el cuerpo tiende a desordenarse, debilitarse y deteriorarse bajo los diferentes estresores. El propósito del ajuste quiropráctico es restaurar el flujo de la energía que da vida, de manera específica y siempre busca la sintropía (el orden) en lugar de la entropía (desorden).

Estudios muestran cómo personas que cuidan su sistema nervioso con cuidado quiropráctico son pacientes más sanos; según el Journal de *Manipulative and Physiologic Therapeutics* (JMPT), se estudiaron a 311 pacientes bajo cuidado quiropráctico, de sesenta y cinco años y mayores, que habían recibido «cuidado de mantenimiento» por cinco años o más versus ciudadanos saludables de las mismas edades.

Los resultados mostraron que los pacientes bajo cuidado quiropráctico tenían 60.2% menos hospitalizaciones, 59% menos días hospitalizados, 62% menos cirugías ambulatorias y, 85% menos costos de farmacia. Vivir revirtiendo la ley de la entropía es posible, porque tu cuerpo responde a la física cuántica, la cual reconoce todo como energía: lo que se ve y lo que no se ve físicamente.

El cuidado de tu sistema nervioso es el cuidado de la energía sanadora de tu cuerpo. Tu sanación requiere de tu participación al estar consciente de que tu cuerpo tiene la capacidad de repararse a sí mismo. Este es el primer paso. El cuidado quiropráctico, como parte de tu estilo de vida, es una pieza importante en tu estrategia de reparación, cuando los diferentes estresores impactan tu línea de vida, la cual se refleja en tu columna vertebral.

La quiropráctica y la composición musical de tu vida

La quiropráctica es un acto de **amor** genuino a cada persona que busca ayuda. No trata condiciones o enfermedades; su enfoque está en **elevar el potencial del organismo al nivel en que pueda sanar por sí mismo**, porque reconoce la inteligencia innata dentro de cada cuerpo.

La quiropráctica reconoce que el doctor más importante está dentro de cada persona. Su función principal es facilitar la remoción de las interferencias neurológicas del cuerpo para restaurar la comunicación interna de cada célula y así maximizar la expresión de vida del organismo. Es similar a quitar un velo que opaca al director de la orquesta; cuando los músicos lo pueden ver bien, el director es más eficiente.

Muchas personas se benefician del cuidado quiropráctico al conocer su verdadera función. El mundo logrará ver la quiropráctica funcionando bajo condiciones óptimas cuando la mayoría de los pacientes logren entender su objetivo genuino.

La gente aun desconoce el gran propósito de la quiropráctica, y pueden limitarse a pensar que es solo para alivio de diferentes síntomas como: dolor de cabeza, cuello, espalda media o espalda baja, por nombrar algunos, cuando en realidad la quiropráctica une el cuerpo físico con el doctor interno al remover interferencias en el cuerpo y así permitir que se pueda autosanar.

La sanación viene de adentro hacia afuera. El dolor no es el problema; el dolor es cómo tu cuerpo se comunica contigo para dejarte saber que tienes que ponerle atención.

El dolor es como las notas discordantes que el director de la orquesta quiere y puede resolver al ir a la raíz del problema. El alivio del dolor representa solo un 2% de todos los abundantes beneficios del cuidado quiropráctico. El cuerpo puede y saldrá de los síntomas una vez la causa se remueva.

La quiropráctica responde a la física cuántica, el campo invisible de información e inteligencia; reconecta al organismo con el espíritu magnificente dentro de él, dándole el potencial para sanar.

El trabajo del quiropráctico es conectar tu ser físico con su inteligencia innata. Es destructivo pensar que la salud depende siempre de algo externo. ¿Te has preguntado por qué, a pesar de tener más avances científicos, más tecnología y más medicamentos, tenemos una sociedad cada vez más enferma?

El compositor principal de tu vida y salud eres tú. Mi anhelo es que reconozcas al doctor que siempre ha estado en ti, y que puedas sanar al confiar que tu cuerpo está aquí para darte soporte y nunca está en tu contra.

Muchos podrían pensar que la salud depende de algo externo y que se puede comprar, porque el dinero puede comprar nuevas drogas o medicamentos para tratar diferentes enfermedades como las cardíacas, el cáncer o enfermedades autoinmunes sin llegar a la raíz del problema. Estas personas aun no han llegado a reconocer que son sus acciones diarias las que contribuyen a la alta incidencia de estas condiciones. Pareciera que entre más crece nuestra sociedad, más depende de medicamentos para resolver problemas cotidianos.

Es obvio que, como sociedad, no estamos experimentando una buena salud. Las enfermedades más comunes son un reflejo de nuestra manera de vida moderna, son enfermedades de estilo de vida y de una baja conciencia. Tal vez, de alguna, manera te has divorciado del significado de ser responsable por tu propia salud. La creencia de que tu salud depende de la combinación de buenos medicamentos, buenos doctores y buenos hospitales es la fuerza que está moviendo el cuidado de salud actual.

Recuerdo haber llorado el día de mi graduación por el sentimiento de incertidumbre ante el mundo que me esperaba.

Sentía un nudo en la garganta que no me dejaba respirar bien, y a la misma vez quería mostrar felicidad ante mi familia y amistades que viajaron de lejos para estar conmigo en ese día tan importante. Siempre estuve en la comodidad de la escuela, los libros y las clases. Comprendí que la escuela representaba seguridad, era lo conocido.

Tuve que salir de mi zona cómoda, por encima de mis miedos y pensamientos limitantes. Reconocí que no solo se trataba de mí, sino de muchas otras personas. Emprender una práctica quiropráctica no se trataba de adquirir mucha maquinaria o técnicas nuevas (en lo cual no hay nada de malo), pero ser quiropráctico era más profundo. Reconocí que lo que necesitaba ya lo tenía: una intención clara en mi mente, un corazón abierto y mis manos para llevar a cabo mi propósito en toda persona que buscara de mi ayuda.

Sanar tu vida y tu salud comienza en el espacio interior de tu ser. La plenitud en cada área de tu vida llenará de luz a muchos a tu alrededor. Hay algo muy mágico y hermoso en reconocer esta verdad; sea cual sea tu propósito en esta tierra y en este tiempo, ya tienes en ti lo que necesitas para sanar y llevarlo a cabo.

El tiempo de reconocer y reconectar con el doctor en ti, llegó. A menudo, la batalla interna más común es entre la parte íntima que desea sanidad y la otra parte en ti que está cómoda en lo conocido. Estás aquí con un gran propósito; no le servimos al mundo escondiéndonos, manteniéndonos en lo conocido y cómodo, temiendo lo desconocido y lo posible. Reconoce que tu potencial de vida y salud no solo se trata de ti, se trata de muchas vidas que serán impactadas por tu legado.

CONSTRUCTOR #2:

Regresa a tu esencia

Tu identidad - descubre quién eres

¿Puedes recordar tu niñez cuando tenías tan solo cuatro o cinco años de edad?, ¿recuerdas la manera en que veías el mundo?, ¿cómo veías la naturaleza, los animales, el cielo?, ¿cómo veías a otros niños? Recuerda tu niñez por unos minutos. Vivías en un mundo de imaginación, deleite, aventura y con una emoción de milagro, ¿no es así?

Tal vez tengas hijos pequeños o nietos y te pase lo mismo que a mí. Mis hijos de cinco y siete años me recuerdan a diario lo que es vivir con un sentimiento de milagro. Se sorprenden por cada detalle que la naturaleza les da. Están atentos a los detalles simples de una semilla, admiran la estructura de un gusanito. Descubren belleza en las rocas que encuentran al azar, y gracias a esto tengo una gran colección de varios tamaños y colores. Sus historias son interminables, ya que su imaginación desconoce límites. Sin duda, me recuerdan la grandeza de vivir con la emoción de milagro.

Cuando tú naciste, fuiste creado de forma completa e impecable. Tenías una inclinación natural por centrarte en el amor. Tu imaginación era creativa y germinaba, sabías cómo usarla.

Estabas conectado a un mundo más abundante. Vivías en un mundo de esplendor y con mayor sensibilidad a los detalles de tu alrededor.

¿Y qué cambio? ¿Por qué la magia y fascinación se esfuman al llegar a cierta edad? Te diré por qué. Programaste tu subconsciente a base de lo que se te enseñó, a ver el mundo de una manera que se opone a quien tú eres, a pensar de manera no natural. Te enseñaron a tener pensamientos de crítica, competencia, contienda, enfermedad, limitaciones, derrota, fracaso, carencia y pérdida. Comenzaste a programar estas cosas en tu mente y así las fuiste conociendo.

Tal vez aprendiste que hacer las cosas de la manera correcta o casi perfecta es más importante que el amor. Quizás aprendiste a buscar distancia y separación de otra gente en lugar de unidad, cooperación y comprensión. Aprendiste que tenías que competir para progresar o sobresalir.

Posiblemente no se te arraigó el inmenso significado de saber que eres bueno y amado tal y como eres, y persistentemente buscas reconocimiento en lo exterior. Tal vez aprendiste que Dios es castigador, siempre buscando juzgar cada pecado, y no lograste ver o experimentar su esencia real de amor infinito por ti mismo. No estás aquí para ser culpado, castigado o sentenciado. Si regresas a tu esencia, entenderás que la vida es realmente noble y benigna.

Tu mente fue programada para percibir tu entorno tal y como otros lo hacen; la manera que el mundo percibe las cosas no está fundada en el amor, sino en el miedo y la desconfianza.

Tu esencia al llegar a esta tierra es el amor; no es el miedo que has aprendido en este mundo.

El miedo proviene por desconocer quién eres realmente y por no confiar en que el curso de la vida está ahí para darte soporte.

Examina si la mayoría de las decisiones que has tomado, y que aun tomas, estaban bajo la influencia del miedo o del amor.

¿Comes saludablemente y te ejercitas por amor y agradecimiento a tu cuerpo o por miedo a enfermar? ¿Guías a tus hijos porque los amas y confías en su gran potencial o hay razones internas fundadas en miedo y desconfianza? Por ejemplo, hay razones como el miedo de que te hagan pasar alguna vergüenza o tal vez miedo de que no aprendan a valerse por sí mismos.

Cambiar del miedo al amor es algo realmente significativo en todo lo que haces. Es la fuerza más poderosa que existe, tu esencia.

Cuando tomas cualquier decisión bajo la influencia de tu esencia, el fruto que cosecharás tarde o temprano será hermoso y llenará tu alma.

Observa absolutamente todo en tu mundo con amor y gratitud, y mira cómo te llevará a lugares de profunda paz, gozo y plenitud. Sal de tu propio camino, baja el ruido mental que genera el miedo y comienza a reflejar la grandeza de lo que eres.

El verdadero amor

Precisamente, al escribir este capítulo comienza el mes de febrero. Por donde quiera puedo ver corazones, y el color rojo es lo que decora la mayoría de las tiendas. Febrero se conoce como el mes del amor y la amistad. Sin embargo, lo que deseo transmitirte va más allá de lo que pudiéramos considerar amor comercial o superficial, o algo solamente bonito de escuchar.

El amor es nuestra matriz, nuestra verdad esencial, la razón por la cual estamos aquí. Despertar a esta verdad, experimentar amor en ti y en otros es el fundamento de la vida. Y no hay fuerza más sanadora y poderosa que esta.

Para poder sanar, necesitas tener un ambiente de amor, no de miedo. **Tu cuerpo puede sanar si tan solo cambias tus percepciones y creencias limitantes.** Tu biología se modifica al cambiar la manera en que percibes el mundo exterior. Visualiza tu cuerpo como una gran comunidad de cincuenta trillones de células. La química que produce el amor hace que tus células crezcan. Por el contrario, la química que produce el miedo hace que tus células se protejan. De modo que tus células están creciendo o protegiéndose continuamente.

Cuando tus células están en estado de protección no crecen, solo buscan sobrevivir lo más posible, pero no permiten crecimiento ni regeneración. ¿Cómo respondería tu cuerpo si algún animal está a punto de atacarte? ¿Cómo reacciona tu cuerpo al recibir alguna noticia inesperada que te causa ansiedad?

En esos momentos, tus células comienzan a producir hormonas de estrés como cortisol, glucagón y adrenalina. Estas hormonas le dan la señal a tu cuerpo de estar en modo de protección, y entonces las células dejan de crecer. Lo más importante para tus células en ese preciso momento es sobrevivir, protegerse.

Es natural que tu cuerpo responda de esta manera cuando hay un evento de emergencia; lo que no es normal y tampoco saludable es que tu cuerpo se mantenga bajo la influencia de las hormonas de estrés solo sobreviviendo y protegiéndose la mayor parte de tu vida. ¿Alguna vez has visto a una persona temerosa por todo? Habrás notado que se encoge, baja su cabeza, se encierra y se protege a sí misma, como si tuviera un caparazón y quisiera esconderse literalmente en él.

Eso mismo hacen tus células cuando estas bajo la influencia del miedo: se protegen para sobrevivir.

Piensa en tu diario vivir y en los diferentes estresores a los que te expones dia y noche. ¿Cómo respondes a ellos? Imagina este escenario: llegas a tu casa y tu pareja comienza a discutir contigo por cualquier cosa. Tus hijos necesitan ayuda para terminar sus asignaciones o para terminar de estudiar para un examen para el siguiente día. En ese mismo momento tu jefe te manda un mensaje avisando que te necesita más temprano por la mañana. Tu perro ruega que lo atiendas y tú ni siquiera has podido soltar tus cosas, ni quitarte los zapatos incómodos de todo el día y mucho menos cenar. ¿Cómo respondes? Tal vez por tu desesperación le hablas más fuerte a tu pareja y a tus hijos, o quizás lloras porque tu mente cargada y llena de frustración te hace sentir impotente en ese momento.

Tú respondes de acuerdo a cómo percibes la situación y a tu estado de conciencia en ese momento. Si estás viviendo en tu esencia de amor, con una conciencia plena, podrás darle un giro al «caos» que se te presenta. Tu sola presencia de amor comenzará a cambiar la energía cargada que encontraste al entrar a tu casa. Es algo asombroso, solo lo puedes comprender al experimentarlo en tu vida.

Al estar en tu esencia de amor, ayudas a otros a hacer lo mismo. Las cosas y las personas dan un giro milagroso, todo se acomoda y fluye. Tu historia cambia.

Imagina llegar a tu casa con una conciencia elevada y conectada con tu esencia. Ahora tienes la capacidad de ver más allá de la situación que se te presenta. Puedes escuchar a tu pareja con una mente apacible y un corazón abierto. Sabes muy dentro de ti que en realidad tu pareja, en lo íntimo de su ser, no quiere discutir. Lo ves con compasión y amor. Te ves a ti mismo en tu pareja. Te pones en su lugar y puedes entender por qué está molesta. Lo escuchas sin juzgar. Dentro de ti surgen las palabras claves que le ayudan a volver en sí y a elevar su conciencia.

El amor no es amor hasta que es incondicional. No le hablas de la misma manera en que te habló a ti en tono de discusión, le hablas en un tono de paz y amor. Tus palabras son energía, no las ves pero transforman el ambiente en el que estás. No tratas de defenderte, ya que eso le da demasiada importancia a las palabras poco conscientes y le otorga fuerza a cualquier ofensa.

Al no buscar tener la razón, logras mostrar que tu fuerza viene de tu interior y no de opiniones externas. Puedes tener paz a pesar de cualquier circunstancia. Tu pareja puede ser una de las personas que más te ayudará a crecer si lo permites.

Tu estado de conciencia y energía logra cambiar el ambiente de tu casa. Abrazas a tus hijos y les recuerdas lo mucho que los amas, te sientas con ellos solo a mirarlos y abrazarlos por unos breves momentos. Tu pareja se une al abrazo familiar, todo cambio de tensión a fluidez, de miedo al amor. Sin faltar, tu mascota se acerca, es tan inteligente que percibe todo. Luego de esos breves minutos de estar solamente disfrutando su presencia, se dan cuenta de lo afortunados que son de estar vivos y juntos. Se dan cuenta de cuál es la prioridad en ese momento.

Puede ser que esto te parezca un tanto exagerado, porque tal vez te has acostumbrado a que tu mente analítica siempre trata de controlar la situación de otras maneras, quizás con tu voz elevada y peleas que no llevan a la paz ni a la unidad. Si vives conectado a tu verdadera esencia entenderás el poder que radica en ti. Verás cambios hermosos en tu vida diaria.

Eres un ser espiritual viviendo en este tiempo y en esta tierra tan asombrosa para crear. No permitas que nada ni nadie te quite tu poder, aduéñate de quien tú en realidad eres. Eres amor, un pedazo de Dios que vino aquí a crear, no con tus fuerzas, sino con tu esencia. Tu meta espiritual es soltar el miedo y aceptar el amor de vuelta en tu vida. Esto es volver a tu esencia, a tu naturaleza, ahí radica tu poder. El amor está en todo a tu alrededor cada día de tu vida. Despertar a esta realidad es como ser un pez que toda su vida busca el mar y por fin un día se da cuenta de que ha estado viviendo ahí desde el comienzo de su tiempo.

Lo esencial está en nosotros, y no en lo externo o material. **Dar más valor a las cosas materiales es amar lo que no te puede amar de vuelta.** Es igual a buscarle significado a lo superficial o insustancial. ¿Alguna vez recibiste algún obsequio hermoso, incluso costoso de una persona que en realidad no mostró su amor ni su interés en buscarte, o peor aun, te trató mal? Puedes ver cómo lo más significativo está en el amor que la persona ofrece.

Es posible devaluar por completo lo que en tu corazón sabes que es esencial y equivocarte al sobrevalorar lo que únicamente percibes con tus ojos físicos. Una de mis frases favoritas es de Antoine De Saint Exupéry: «Es solamente con el corazón que se puede ver bien, lo que es esencial es invisible para nuestra vista física».

Cuando reconoces y regresas a tu esencia, puedes ver con tu corazón, puedes vivir en este mundo con una percepción de amor, la cual es tu naturaleza. Tu vida florece, tu salud se optimiza, tus relaciones mejoran y tu economía da un giro de 180 grados. Todo esto sucede porque estás viviendo en tu esencia, en lo que hace florecer todo lo que te rodea. Todo lo que necesitas para sanar tu vida y tu cuerpo ya lo tienes. «Ya tienes todo lo que necesitas para ser feliz. Tu verdadero trabajo es hacer lo que sea necesario para darte cuenta de esto.» -Geneen Roth.

El cerebro en tu corazón

Vivir en este tiempo es fascinante, ya que la ciencia y la espiritualidad se están uniendo cada vez más. La ciencia está descubriendo más sobre el poder que el ser humano tiene para crear una nueva realidad en su salud y en otras áreas de la vida. En el año 1999 la NASA construyó un satélite y lo envió al espacio con el fin de medir los campos de energía del espacio que no podemos ver con nuestros ojos. Se le llama el Observatorio de Chandra[8] y en el 2019 se celebraron 20 años de su lanzamiento. El satélite provee información valiosísima que explica que el espacio no está vacío como pensábamos anteriormente. Hay una estructura de energía que conecta todo.

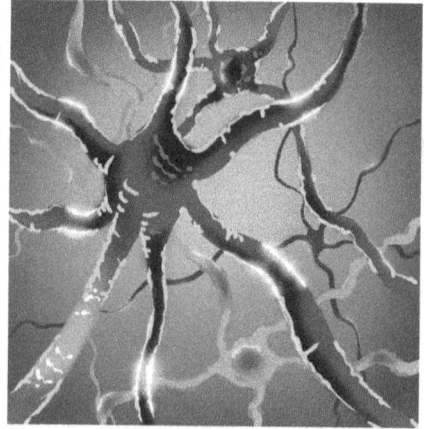

Al ver las imágenes, puedes apreciar que el espacio en el universo es como una red de conexión. Lo significativo y llamativo es que la estructura, la manera en que se alinea y conecta la energía en el espacio es semejante a la manera en que se alinean y conectan las neuronas del cerebro. La ciencia logró identificar que la energía en nuestra biología está conectada con la energía del universo[9]. En otras palabras, como todo lo que piensas, sientes y creas es energía, tiene una conexión y un resultado en el exterior. La ciencia expone que todas las posibilidades ya existen en el campo de la energía cuántica[10].

Ya que nuestros cuerpos están hechos de partículas cuánticas[11], todas las posibilidades ya están disponibles para ti, solo tienes que conectar con esa frecuencia. Cuando visualizas tu anhelo real con tu mente y lo crees sinceramente en tu corazón, le das vida a esa oportunidad. El corazón es vital, ya que también tiene células nerviosas; este hecho se describe como «el cerebro en tu corazón». Con tu mente creas la imagen de lo que anhelas, pero es con el sentimiento de tu corazón que lo haces realidad en tu vida.

Pacientes que experimentan remisiones instantáneas muestran algo en común: son personas que visualizan su cuerpo ya sano y creen en el poder innato o divino en ellos. Como seres humanos, tendemos a complicar las cosas, a buscar siempre la lógica y pensar de manera lineal, sin dar espacio al poder de la energía que no se ve, de lo divino; por eso se nos hace difícil creer que es posible sanar de esta manera.

La energía que está en el espacio está en cada una de tus células. El poder que sostiene este universo está en ti. **Sé que tal vez es difícil de comprender, pero el universo está en ti.** Esa energía y ese poder es el amor, lo cual conecta y sostiene todo.

Tu fuente creadora es el amor y está en cada una de tus células. Estás en un mundo de amor, y vives rodeado de él.

El significado de «amor» es más inmenso de lo que humanamente podemos imaginar. Si tan solo reconoces esto, tu vida cambiará. En mi experiencia clínica, veo esta verdad con mucha frecuencia. Los pacientes que, en una conciencia elevada y plena, ven su cuerpo sano y creen en el poder innato de sus cuerpos para sanar, logran experimentar la sanación más rápido, algunos de manera instantánea. Ellos se conectan y regresan a su esencia.

Pasar la vida sin reconocer quien eres es contrario a tu naturaleza, y finalmente te trae dolor. Valentín, un paciente muy querido de setenta años de edad, logró sanar la degeneración fase cuatro de su cuello. Degeneración fase cuatro significa que la columna vertebral ha tenido daño degenerativo crónico por más de cincuenta años, hay una interferencia nerviosa severa, la curvatura normal se perdió y los discos intervertebrales colapsaron.

La medicina convencional no da mucha esperanza de regeneración al paciente que presente una degeneración tan avanzada. Sin embargo, Valentín sanó su cuello en un 90% en un año. A su edad, Valentín tiene el cuello de una persona de quince años.

La historia de Valentín era muy diferente cuando llegó por primera vez. Lo que él deseaba era cualquier grado de alivio de su dolor de cuello. Creía que lo que necesitaba era algo externo. Después de evaluarlo y al explicarle su caso con detalle, Valentín reconoció que la condición de su columna y su sistema nervioso estaba muy deteriorada. Entendió que lo que él necesitaba no era solo alivio para su dolor, sino sanación. El dolor no era el problema, pues era una señal que su cuerpo le daba para ir a la raíz del problema.

Siguió todas las recomendaciones al pie de la letra, venía a sus ajustes con la frecuencia con la que se le había recomendado, siguió una guía de alimentación sana y comenzó a ejercitar su cuerpo. Pero, lo más importante fue que aprendió que el poder para sanar ya estaba en él, así que regresó a su esencia y creyó en el poder innato de sanar.

Comenzaba todas sus mañanas visualizando su columna sana. Aprendió el idioma de su corazón, de su esencia, y comenzó a tener sentimientos de compasión y amor por su cuerpo. Logró reconocer y conectar con su poder innato de sanar. A los seis meses revaluamos a Valentín y comprobamos que su columna había sanado en un 50%.

Sus otras condiciones de salud fueron mejorando, su presión arterial estaba ahora normal y pudo dejar todos sus medicamentos. Al año lo revaluamos, y comprobamos que su columna ahora había sanado en un 100%. Ahora, sigue disfrutando de su familia, sus viajes y sus pasatiempos favoritos. Valentín pasó del miedo a la enfermedad y del dolor al amor y al aprecio por la vida y por su cuerpo. Dejó de tener pensamientos y creencias basadas en el miedo a tener que vivir enfermo toda su vida y a estar limitado por un diagnóstico, su historia, su pasado y sus creencias. Generó sanidad, porque reconoció que la vida en realidad trabaja para él y no en su contra. Pasó de tener una fase cuatro de degeneración vertebral a tener un cuello totalmente normal y sano.

Así como Valentín, te puedo compartir historia tras historia de sanación. Cada historia es diferente, pero lo que tienen en común todos estos pacientes es que regresan a su esencia para sanar y confían en el poder sanador que radica dentro de ellos. Son pacientes que siguen recomendaciones al pie de la letra porque creen sin dudar que su sanación es posible.

Muchas personas tienen que pasar por situaciones seriamente difíciles antes de elevar su conciencia y regresar a su esencia; sin embargo, cualquier circunstancia que te haga despertar y conectar con tu esencia es una bendición.

Fuiste creado para estar sano y pleno en cada área de tu vida. Naciste para reflejar tu esencia de amor y el poder de la fuente creadora. Al despertar a esta nueva conciencia y regresar a tu esencia, a tu naturaleza, le permitirás a otros hacer lo mismo. Al estar liberado del miedo, tu sola presencia liberará a otros. ¿No es esto maravilloso?

Entonces, ¿cómo puedes poner en práctica el poder del amor en ti, el poder de tu esencia? Piensa en tu vida o realidad actual. Lo más seguro es que tienes una tendencia a dividir tu vida en partes. Divides tu vida personal y familiar de tu vida laboral o profesional. Sin embargo, tu esencia es una, y debe estar presente por igual en todas las facetas de tu vida.

No juzgues los pensamientos que empieces a tener por el estado actual de tu realidad. Tal vez hay áreas que no te gustan. Solo obsérvate. Mírate en cada faceta de tu vida. Contémplate como una fuente de amor y luz como mamá, papá, hijo, profesional en tu trabajo, líder de tu comunidad. Comienza a visualizar tu esencia de amor en cada una de las áreas de tu vida. Inunda cada una de tus relaciones con tu esencia.

Comienza a ver la inocencia en las personas con las que te relacionas día a día, mírate a ti mismo en ellas. Lo más seguro es que no piensan como tú. Acéptalos por quienes son, y no por lo que hacen o piensan. Esto rescata tu paz y sana todo tipo de relaciones. Cada persona está haciendo lo que cree ser correcto en ese momento según su nivel de conciencia.

De la misma manera, empieza a ver tu cuerpo con amor. Si hay algún área en tu cuerpo que necesita sanar, solo pon tu mano ahí y pon la otra en tu corazón. **Visualiza el amor sanando tu cuerpo.** Ten un sentimiento de amor y compasión por tu cuerpo. Estas poniendo la mente y el corazón en armonía. Suena increíble, ¡y se siente increíble!

Los milagros son resultados del amor. Ocurren de forma natural cuando estás viviendo en tu esencia, en tu amor. El verdadero milagro es ver cómo regresaste a tu esencia.

«Si queremos saber para qué nacimos, debemos primero saber cómo fue que nacimos: los cuidadores virtuosos del planeta diseñados fundamentalmente para vivir como si vivir y amar es una sola cosa.» - anónimo.

El poder de crear está en tu esencia

¿Estás consciente de la magnitud del poder que está en ti? ¿Cómo utilizas este poder? ¿Estás creando conscientemente? Todos creamos nuestra realidad, estemos conscientes de este hecho o no lo estemos. Tienes el poder de crear tu vida y salud.

Rumi, uno de los poetas más leídos, escribió: «Tú supones que eres el problema. Pero tú eres la cura. Tú supones que eres la cerradura de la puerta. Pero tú eres la llave que la abre.»

Lee esto atentamente. Regresas a tu esencia de amor al elevar tu conciencia y vivir en el momento presente, ahí es donde te alineas al poder creador. Es como cuando buscas sintonizar tu estación de radio predilecta: tienes que estar en esa frecuencia para escucharla. No puedes escucharla si estás en otra estación.

Tienes el poder creador de Dios y del universo para crear una realidad más plena. Vive con una conciencia plena en el momento presente. Esta es la clave.

Para comunicar este concepto de una manera más fácil, te comparto una linda y poderosa experiencia. Mi práctica quiropráctica cambió radicalmente en el momento en que decidí elevar mi conciencia, cuando comencé a dar mi plena atención únicamente al paciente que tenía frente a mi y mi enfoque estaba totalmente en su sanidad, visualizando la perfección de su cuerpo, reconociendo que mi esencia es amor. Empecé a visualizar mi corazón y mis manos radiando amor a ese paciente, literalmente. Entonces, todo cambió. Comencé a ver cambios en los pacientes de maneras más significativas.

Recuerdo siempre a Connor, un pequeño de tan solo siete años de edad. Su madre lo trajo a nuestra oficina por su condición de eczema. Para esta mamá, nuestra oficina era su última opción, no se imaginaba cómo un quiropráctico pudiera ayudar a su hijo con problemas de la piel. Era muy conmovedor mirar sus bracitos y la parte posterior de sus rodillas con una apariencia tan roja por la inflamación que afectaba su piel.

Ese día evalúe detalladamente a Connor y al siguiente le expliqué los resultados a su mamá, para luego comenzar con su cuidado quiropráctico. Antes de ajustar su columna, visualicé su cuerpo, en especial su piel, en completa sanidad. Al poner mis manos sobre su columna, podía ver con mi corazón el poder innato de su cuerpo para sanar. Mi corazón emanaba compasión por este niño que llegó buscando ayuda.

Ajusté las áreas de su columna con mayor interferencia neurológica, y estaba clara de que mi prioridad en ese momento era estar presente y dejar que el poder sanador e innato de su cuerpo fluyera. Al terminar, lo miré a los ojos y le expliqué lo que tenía que hacer en su casa. Las instrucciones para Connor fueron simples:

«Cuando estés en tu cuarto, a solas y en quietud, vas a hablar con tu cuerpo. Le dirás a tus bracitos y rodillas que los amas. Les vas a enviar amor y les vas a dar permiso para que puedan sanar. Hazlo siempre que puedas, Connor.»

Dos días después, la mamá regresó con un rostro lleno de asombro. Esta vez no solo traía a Connor, sino también a tres hijos más. Connor y sus hermanos obtuvieron resultados muy conmovedores. Me emociona ver cómo los niños están abiertos a creer, y es más fácil para ellos ver más allá de la materia.

Así como Connor, paciente tras paciente comienza a despertar, a darse cuenta de que la salud viene de adentro hacia afuera, no del medicamento o de algo externo. Comencé a conectar con los pacientes de forma más profunda. Comprendí que estaba conectando con su misma esencia. Mi enfoque no estaba en las limitaciones físicas que el paciente en ese momento presentaba, sino en el poder innato que sana su cuerpo. Comencé a ajustar su columna no solo con mis manos, sino también con mi corazón y con una conciencia más elevada.

Lo que un día imaginé posible hoy es una hermosa realidad en mi vida. Vivo cada día enamorada de ver el poder innato de cada paciente de crear su nueva realidad, tanto en su salud como en otras áreas de su vida.

Después de evaluar los resultados del conocido proyecto *Genoma Humano*, científicos destacados tales como David Baltimore, quien es uno de los geneticistas más reconocidos y ganador del premio nobel, afirman que la complejidad de tu biología y el poder de tu conciencia no se pueden atribuir a tu genética[12].

Es importante que regreses a tu esencia, ahí radica el poder sanador que va por encima de tus genes, edad o género.

¿Cómo comenzar a aplicar este poder creador en tu diario vivir? ¿Hay alguna parte en tu cuerpo que necesite sanar? Tal vez es tu hígado, estómago, columna, corazón, piel, intestinos, lo que sea. Al despertarte en la mañana, aun sin haberte levantado de tu cama, visualiza esa parte de cuerpo en su estado sano. Reconoce que a diario hay millones de células nuevas en tu cuerpo esperando el mandato de tu cerebro para saber qué van a crear. Imagina a ese ejército de células nuevas preguntándote, ¿qué vamos a crear hoy?

No pienses que es solo otro día de vivir con la misma condición, no tiene que ser así. Si tus primeros pensamientos por la mañana son: «otra vez con este dolor de artritis en mis manos», le estás diciendo a las miles de células nuevas que sigan formando más de lo mismo, más artritis en tus manos, más dolor. Es muy importante que entiendas que tus palabras y pensamientos son energía que tu cuerpo escucha. Continuamente tu cuerpo se renueva y busca estar plenamente consciente de este poder en ti. En cada momento puedes crear una nueva realidad en tu salud o en cualquier otra área de tu vida. El poder para crear esta en tu esencia.

Te describo brevemente un ejercicio que te puede ayudar. Léelo y luego llévalo a la práctica.

Al despertarte en la mañana, aun estando en tu cama, toma unos minutos para inundar tu cuerpo en tu esencia de amor. Cierra tus ojos y respira profundamente. Solo observa tu respiración, no tienes que ser un experto en meditación o un gran monje para tener tremendos resultados. **Meditar es simplemente estar presente.** Ten un sentimiento de compasión y amor por tu cuerpo, y visualízalo sano. Pon tu mente en el resultado deseado, como si ya hubiera pasado. Tu cuerpo sigue las instrucciones de tu intención. Continúa esa práctica todos los días. Cada una de las células en tu cuerpo estará vibrando de una manera muy diferente.

Tu subconsciente es mucho más rápido que tu mente consciente y está programado con las creencias que tienes desde niño. Al hacer este ejercicio un hábito en tu vida, lograrás cambiar tu subconsciente. No te preocupes por entender la complejidad de todas las diferentes reacciones que estás creando en tu cuerpo al hacer esta práctica, solo confía en el gran poder que te creó para sanarte. Visualiza tu cuerpo en su estado sano, confía en el poder innato para sanar y ama con intensidad tu cuerpo. Hazlo. Verás a dónde te llevará esta práctica. Tus mañanas tendrán otro significado.

Así como te bañas, te peinas y seleccionas lo que vas a vestir antes de salir de tu casa, es importante que también tomes el tiempo en la mañana para conectar tu mente con tu cuerpo y espíritu antes de iniciar tus tareas diarias. Aprenderás que todo lo que haces temprano en la mañana, antes de salir de tu casa, puede cambiar tu día, tu salud y tu vida.

Hay una conexión entre tu estado de conciencia, tu percepción y lo que experimentas como tu realidad. Tu mente ha estado limitada a interpretar diferentes sucesos de ciertas maneras de acuerdo a lo que has vivido en el pasado. Tu percepción es lo que crea tu realidad. La forma en que tu mente descifra algo establece cómo tú respondes o reaccionas a las cosas o aconte-cimientos que suceden a tu alrededor.

Recuerdo experimentar uno de los eventos más catastróficos en la historia de Puerto Rico, el famoso huracán María, al que le tocó pasar por esta querida isla. Los primeros días luego del paso de María parecía como si una bomba acabara de esta-llar. Casi todo lo que antes de María era verde había muerto. Imagínate, una isla del caribe sin vegetación.

Era conmovedor e impactante ver esos cambios en la naturale-za, pero lo más conmovedor fue ver cómo la realidad (la vida) de cada persona era de acuerdo a lo que estaban percibien-do. Muchos percibieron el huracán solo como una desgracia, mientras que otros lo vieron como una oportunidad para hacer cambios, para reinventarse. Pensaron más alto que su situación actual.

Nunca antes había experimentado un evento catastrófico de esta magnitud. ¡Aprendí tanto de las palmas! Era impresionan-te verlas durantes horas y horas inclinándose completamente hasta el suelo con cada viento del huracán, pero luego volvían a levantarse, como si tuvieran un resorte interno ayudándoles. Su capacidad de doblarse y ser uno con los cambios de la tormen-ta les permitió sobrevivir. De igual manera, la resiliencia ante las adversidades te ayuda a afrontar cambios bruscos y poder ver de nuevo la calma.

La manera en la que experimentas tu realidad o tu vida no se define por los sucesos que te acontecen, sino por la forma en la que percibes y reaccionas a esos sucesos. Posiblemente, has tenido momentos en los que piensas que vives cautivo en tu propia realidad, sin estar consciente de tu aportación a esa situación actual.

Puedes pensar que porque tienes sesenta años de edad ya no puedes hacer las cosas que antes disfrutabas hacer, como practicar tu deporte favorito, o viajar por el mundo, o tal vez aprender algo nuevo como tocar un instrumento o tomar esa clase de baile que tanto te gusta. Tal vez te dices a ti mismo que los achaques o dolores que tienes son producto de tu edad y consideras que es normal vivir enfermo y tomando medicamentos por el resto de tu vida.

Puede ser que eres joven pero ya empiezas a tener creencias que limitan tu expresión de vida.

¿Cuáles son tus creencias limitantes? Date cuenta de que al pensar y tener estas creencias, quedas atrapado por ti mismo, por tu propia mente.

Mi deseo es que puedas crear de manera consciente, escogiendo tus pensamientos y soltando las creencias que posiblemente has tenido y han señoreado tu mente y vida por muchos años.

La energía de tu mente

Recuerda que tus pensamientos son energía. Están ligados a la parte invisible de la realidad, la parte que ordena la creación de lo físico, el mundo que conoces con tus cinco sentidos. Cuando piensas y sientes, estás transmitiendo energía. No la ves físicamente, así como no puedes ver la energía que enciende la luz de tu casa.

La ciencia estudia cada vez más la relación de la energía con la materia. Todo es energía, lo que vemos y también lo que no vemos con nuestra vista. Si miras dentro de un átomo, podrías ver que lo que hay es energía. El átomo no es como lo recuerdas en tus libros de física. Si lo buscas nuevamente, verás que se describe como ondas de energía[13].

¿Te has fijado alguna vez cómo cambia el ambiente de algún lugar cuando entras? Por ejemplo, ¿alguna vez has entrado a algún negocio y lo ves bastante vacío, pero después de tu llegada a ese lugar todo cambia, y poco a poco empieza a llegar la gente hasta que de pronto está completamente lleno?

Esto no es casualidad, todo responde a la energía que trajiste a ese lugar.

Tu cuerpo y el mundo externo, y aquí me refiero a lo material, tangible, que conoces y puedes fácilmente ver con tus ojos, es creado por la energía que emiten tus pensamientos y sentimientos. Al regresar a tu esencia de amor, logras cambiar tus pensamientos y sentimientos, y así transformar la manera en la que tu vida se manifiesta. Esto es algo radicalmente nuevo para muchos, y tal vez para ti también. No entender tu esencia te hace sentir separado, sin propósito y sin poder.

El mundo que puedes ver físicamente se formó por lo que no puedes ver con tus ojos. Un ejemplo que te puede ayudar es el siguiente: piensa en lo que tuvo que suceder en el momento de tu concepción. ¿Qué fuerza estuvo presente para que fueras concebido? ¿Se podía ver ese poder creador? Ese poder creador está en ti. Eres tú. Es tu esencia. No estás separado de este poder creador, pero no es con tus ojos físicos que ves el poder que da vida y forma a las cosas tangibles.

El poder de crear está en tu esencia. Naciste con el derecho de crear tu vida y tu salud.

Estás aquí ahora, en este tiempo y lugar. Tu presencia hace la diferencia en esta tierra. Tal vez vives separado de esta fuerza creadora por no entender tu esencia. Fuiste creado a la imagen de tu Creador, sus cualidades son las tuyas, esa es tu magnificencia. **Estar consciente de quién eres es la clave para una larga vida.** La alegría, lo que sonríe, lo que es benevolente y compasivo extenderá tu vida, porque esas son las cualidades de tu Creador. Regresa a tu esencia, reconecta con este poder creador.

Ser y hacer - La Marta y María en ti

¿Recuerdas o has escuchado la historia en la Biblia donde Jesús visita la casa de las hermanas Marta y María? Recuerdo desde niña escuchar esta historia e imaginar a Jesús sentado dialogando con María. Ella, disfrutando de la visita de Jesús, se sentó a su lado para escucharle con toda su atención. En ese momento nada era más importante que dar su atención plena al maestro que visitaba su casa. ¡Wow, imagínate! Sin duda, María anhelaba ese momento con todo su corazón.

Marta, por el contrario, estaba muy afanosa, ansiosa y preocupada con muchas cosas. Me la imagino apurada cocinando y al ver a su hermana María sentada, atenta a Jesús, se molestó porque no le estaba ayudando. Imagínate a Marta enojada, preguntándole a Jesús, «¿por qué no le dices a mi hermana que me ayude?» Jesús le contestó a Marta de una manera que no esperaba, «Marta, Marta, afanada y turbada estás con muchas cosas. Pero solo una cosa es necesaria; y María ha escogido la buena parte, la cual no le será quitada.» Lucas 10:41-42 (RVR1960).

¿Te puedes identificar con Marta al pensar que siempre tienes algo que hacer? O tal vez siempre hablas de algo que vas a hacer o que estás haciendo, o que necesitas que los demás hagan, en lugar de solo estar presente, conscientemente presente con tu gente, tu pareja, hijos, padres.

¿Alguna vez te has puesto solo a disfrutar del amor, que es la esencia que compartes con ellos?

A los aspectos de *ser* y *hacer* les llamo las fases de Marta y María. *Ser* es primario. *Hacer* es secundario. **Somos primordialmente seres vivos, no hacedores vivos.** Esta sigue siendo una de las lecciones más grandes en mi vida.

Estos dos aspectos siempre están en tu vida - *ser* y *hacer*. Muchas personas solo conocen la fase de *hacer* y desconocen por completo su fase de *ser*. Mucha gente aprende a identificarse enteramente con el *hacer*, y esto incluye pensar. Tal vez no lo habías visto así, pero la realidad es que cuando piensas, estás haciendo algo.

Ahora puedes ver cómo muchos viven en un estado de ansiedad, preocupación y estrés constante, ignorando totalmente el aspecto de simplemente *ser*. Cuando analizas la vida de Jesús, te das cuenta de que su enseñanza principal fue enseñarnos a *ser*.

Si tú, como muchas personas, te identificas con tus pensamientos, quedas capturado por ellos. Estás capturado en el pensar y en el *hacer*. Piensas constantemente en lo que viene, qué más tienes que hacer, las diferentes cuentas a pagar, tu próxima cita médica, la gira de tu niño, la asignación especial de tu niña, tu próximo proyecto, y así sigues.

Cada vez te desconectas más de la dimensión más profunda en ti, de la esencia de lo que eres. Incluso, ni te percatas de su existencia. Te mantienes fuera de ti en el mundo exterior. Fuera de tu esencia, de tu primera casa. Aun antes de dormir, te sigues preguntando, ¿qué más tengo que hacer? ¿Qué más tengo que pensar? ¿Qué es lo primero que tengo que hacer por la mañana? Y por si fuera poco, buscas el noticiero de la noche o las redes sociales para seguir pensando. **Con razón tanta gente batalla para dormir, porque están constantemente pensando y haciendo y de esta manera no tienen la capacidad de ser libres.**

Ya puedo escucharte preguntar: «pero entonces, ¿no hago nada?» No es eso. Tu esencia está en *ser*. Es donde recargas batería para luego *hacer*. Jesús se refería a que la prioridad era *ser*, y todo lo demás es secundario. Puedes ver a Marta y a María como un solo ser humano. Todos tenemos parte de Marta y María en nosotros, y se puede ser ambas.

Encuentra el balance entre *ser* y *hacer* para tener una vida saludable, feliz y plena en cada área de tu vida.

Si solamente vives en la faceta de *hacer*, entonces te identificas con lo que haces y piensas, y de igual manera te identificas con el ego. El ego es el que crees que eres. Es el falso tú. El ego es reconocerte por lo que tu mente te dice según la imagen que tienes de ti mismo, tus pensamientos, las cosas que haces, tus logros o lo que quieres lograr o con tu ocupación. Tú no eres tu mente ni lo que piensas, ni la profesión u ocupación que ejerces. Date cuenta de que el verdadero tú es mucho más que cualquier cosa o logro externo.

La prioridad de ser no es un concepto que espero comprendas por completo solo al leer este libro; es algo que requiere ser experimentado para entenderse. *Ser* es lo que logras conocer cuando estás alerta, viviendo en el momento presente, cuando estás presente en quietud.

La próxima vez que estés en tu cama, justo antes de dormir, pon atención a tu respiración. ¿Puedes sentir tus pulmones? No analices o pienses: está consciente plenamente, se uno con tu cuerpo, reconoce cómo se siente estar vivo. ¿Puedes sentir tu mano derecha sin tocarla? ¿Sabes dónde está? ¿Puedes sentir sus pulsaciones? Me encanta cómo en Salmos 46:10 la Biblia nos habla de que en la quietud es que conocemos a Dios, nuestro Creador, o tu fuente creadora, como quieras llamarlo. Dios es mucho más que un concepto o una palabra.

Reconocer la prioridad de ser es lo más importante en tu vida, el estado de conciencia plena en ti. Descubre en ti ese espacio interno donde estás consciente y alerta, pero no pensando. El inmenso poder radica en ese espacio interno. Cuando comiences esta práctica, te puede parecer extraño y tal vez sentirás que no pasa nada y que no tiene sentido. Pero, al ir a lo más recóndito en lo íntimo de tu interior, te darás cuenta que estás en tu faceta de ser. Tu presencia sentirá tu identidad de conciencia plena y estarás regresando a tu esencia.

Recuerdo vivamente cuando, desde joven, comencé a descubrir en la quietud el enorme poder de la dimensión de ser. Creo que el dolor de haber salido de mi hogar y de mi país a una temprana edad me encaminó a esta gran lección. Tal vez no comprendía esta dimensión de ser en su totalidad, pero despertaba en mí un sentimiento de vida, de gozo sin igual. Me llevó a comprender que es ahí donde está el poder, donde eres uno con tu Creador, es vivir el cielo en la tierra.

Uno de mis autores favoritos, Eckhart Tolle, escribió dos libros muy poderosos: *El poder del ahora* y *Una Nueva Tierra*. Te los recomiendo, te ayudarán a entender más a fondo el poder de ser y de vivir conscientemente en el momento presente.

El balance entre *ser* y *hacer*

El objetivo es que logres *ser* y *hacer* al mismo tiempo en tu vida diaria: en tu trabajo, escuela, casa y en tus momentos de recreación. Cuando hagas o pienses, no dejes tu presencia de ser al lado. De esta manera no te pierdes por completo en tus pensamientos o acciones.

Un ejemplo sencillo y cotidiano es que cuando salgas a caminar a donde quiera que te dirijas, estés presente en ese proceso cotidiano. Siente tus piernas moverse, escucha tu respiración, siente el aire, mira la abundancia a tu alrededor. Disfruta cada paso. No te pierdas solo en pensar hacia dónde te diriges.

Haz esto con cada tarea diaria, por más cotidiana que parezca. Vive la vida estando conscientemente presente. La vida se convertirá en un disfrute pleno si tan solo despiertas a tu esencia de ser. ¿Has notado cómo te sientes cuando miras a los ojos a un niño o a una mascota? Ellos tienden a estar más presentes en la dimensión de ser, y por eso te transmiten paz.

Otro ejemplo con mucho valor para mí es el siguiente. Si tienes niños pequeños, sabes que realizar toda la rutina que conlleva llevar a tus hijos al colegio puede ser agotador. Levantarte en la madrugada, preparar desayuno, terminar de preparar sus loncheras, subir las mochilas al automóvil, levantar a tus hijos y prepararlos para su día de clases para entonces conducir en medio de un tráfico pesado hasta llegar al colegio. Ya a las ocho de la mañana te sientes como si hubieras corrido un maratón. Mientras haces todas esas tareas cotidianas, ¿estás consciente? ¿Estás presente? ¿Tu esencia de ser está en lo cotidiano?

No te pierdas solo en el *hacer*. Disfruta poder vestir a tus hijos, tocar su cabello y peinarlos. El camino al colegio puede ser un tiempo de conexión con tus hijos que jamás olvidarán, y si se quedan dormidos, disfruta ver el amanecer, o toma ese tiempo para escuchar un audio libro o curso que te guste y ayude.

No pierdas la sensación de ver el milagro en lo cotidiano. No te pierdas en el *hacer*.

Es importante reconocer la identidad casi secreta del ego. Se reconoce por ser un sentimiento continuo de carencia, insuficiencia y de siempre querer más. Tu mente crea el ego y siempre busca proteger y mejorar su identidad. El ego se siente desafiado si pierde algo o si no obtiene lo que desea en el futuro. También se siente retado al percibir que otras personas tienen más o mejores cosas materiales. Se intimida al percibir a otros como más poderosos, más inteligentes o con mejor apariencia física.

Si obtienes tu identidad con las cosas con las cuales tu ego se identifica, estarás comparándote con otros frecuentemente. Unos días sientes que eres mejor que otros, otros días sientes que eres peor. Todo depende de lo que pasa en el exterior y lo que otras personas piensan, hacen o tienen.

El ego siempre quiere más, nunca se sacia. Jamás te libera de ese estado de insatisfacción. Sin duda puedes exteriorizar tus deseos y tener las cosas que deseas tener y ser, en lo cual no hay mal alguno. Al contrario, **es tu privilegio crear la vida que anhelas.** Pero, si no regresas a tu esencia, puedes pasar la vida buscándote a ti mismo en otras cosas o personas.

Buscarás llegar a la plenitud continuamente, pero jamás lograrás experimentarla; la frustración llegará aunque consigas lo que deseas, porque siempre habrá algo más que desear si no estás en conexión con tu esencia y con tu aspecto de ser.

Funciona al revés: primero debes regresar a tu esencia y entonces lo demás (lo material) te será añadido. La plenitud no te la da nada ni nadie en el futuro. La plenitud es el resultado de vivir en el presente, consciente de tu verdadera esencia.

La conexión con tu esencia disipa el ego

Privarte de la dimensión de ser te privará de lo más esencial. Es conmovedor ver que muchos aun desconocen su esencia. ¿A qué me refiero? Cuando miras el comportamiento de la gente a tu alrededor, o en otras partes del mundo, puedes ver que sus vidas están arraigadas en las cosas que acontecen y en los noticieros. La ansiedad y angustia arropa sus vidas, y están constantemente reaccionando ante las circunstancias.

Seguro que sabes de gente que al perder las cosas materiales que los identificaban, como su fama, dinero y reputación, se pierden por completo y se privan de vivir porque era todo lo que conocían. Su identidad y su sentido de ser estaban asociados solo con lo material. Al perder lo material se pierden totalmente o, por el contrario, despiertan a una conciencia más elevada y encuentran su esencia o su dimensión de ser.

Existe una riqueza escondida en cualquier enfermedad, desgracia o desastre. Tienen el potencial de enseñarte a mirar hacia dentro - te empujan a descubrir una conciencia más elevada que te invita a trascender. No hay mejor ejemplo en estos momentos que la crisis global que estamos viviendo con el COVID-19; nos invita a cambiar y a trascender.

Si nada es al azar, ¿cuál es la razón de la situación actual? ¿Qué cambios nos está pidiendo esta pandemia? Puedes reconocer que nos llama a mirar hacia dentro, a volver a nuestra esencia y así elevar nuestra conciencia. Las enfermedades nos llegan cuando no habitamos nuestra primera casa, nuestra esencia. Veremos que el comportamiento y las acciones fructíferas de la humanidad serán resultado de una conciencia más elevada.

«Cuando salgas de esta tormenta, no serás la misma persona que entró en ella. De eso se trata esta tormenta.»- Haruki Murakami.

El ser humano tiende a identificarse con todas las cosas. No hay nada malo en tener y apreciar las cosas que tenemos, disfrutamos y que nos rodean. Lo que no nos ayuda es identificarnos o establecer nuestro valor basado en ellas; nada de lo que llega a nuestras vidas es permanente.

Recientemente, escuché la historia de una mamá joven que, a pesar del peligro que representaba seguir viviendo en su casa debido a los efectos de muchos sismos en la región donde vive, se negaba a dejarla. La estructura de su casa no era segura, varias personas la animaban a desalojar por su seguridad y la de su hijo, pero la mamá insistió en quedarse. Al preguntarle por qué se negaba a desalojar, ella contestó que no quería dejar su televisor nuevo. Se aferraba fuertemente a lo material porque se identificó con ello, a tal nivel que su seguridad y la de su hijo pasó a un plano secundario.

Lo más importante es reconocer en tu vida el aspecto trascendental de ser en todo momento. Para comenzar, encuentra dónde puedes dejar de pensar y dónde puedes disfrutar esos lapsos pequeños de presencia pura. Reconoce esos momentos cuando solo estás observando algo, sin pensar; ahí sentirás la presencia de tu ser.

Si te pones a observar, verás que la vida consiste en una sucesión de pequeños hechos. La mayor parte de tu vida no se forma por los grandes eventos por los que esperas días, meses o años. El gozo y la plenitud viene de estar conciente de las pequeñas cosas. Puedes mirar el cielo sin tener que analizarlo, solo obsérvalo y absorbe toda su abundancia.

Mírate a ti mismo solo observando, ten momentos así más frecuentes durante el día. Estarás regresando a tu esencia y pronto tu esencia brillará en todo tu físico y en todo lo que hagas.

Tendrás un cuerpo tangible mientras estés en este planeta. Tu cuerpo se identifica con la materia, con lo físico. Pero, al practicar el estar conscientemente presente y experimentar tu dimensión de ser, tu identidad esencial de ser irradiará tu identidad física con su luz.

Hace poco vi una tierna película, *Star girl*, y describe justo esto. Es la historia de una adolecente que vive una vida extraordinaria, porque está conectada con su dimensión de *ser*. La gente que la rodea puede ver la luz de su esencia.

El poder para sanar tu vida y salud está en regresar a tu esencia. Te darás cuenta que ya está en ti. No es un poder que busca controlar, sino que libera - es el poder de la vida misma.

Meditar - una herramienta grandiosa

«La mente intuitiva es un regalo sagrado y la mente racional un leal siervo. Hemos creado una sociedad que honra al siervo olvidándose por completo del regalo.» -Bob Samples, *The Metaphoric Mind: A Celebration of Creative Consciousness*. El poder de la intuición es un regalo sin igual. Creo firmemente que, como sociedad, estamos despertando a esta verdad. La meditación fortalece la intuición.

Muchos pudieran pensar que es difícil meditar; la verdad es que, inicialmente, a tu mente no le gusta. Cuando aquietas tu cuerpo conscientemente, tu mente sabe que también se tendrá que aquietar, que no podrá seguir siendo el jefe controlador, no puede señorear. Si es tu mente la que te dirige, tu vida se llena de sufrimiento, ya que puede ser un jefe terrible. Cuando meditas, tu mente no es quien manda, es tu ser. Ya no eres esclavo de tu mente. **Al convertirte en una persona más meditativa tu mente se convertirá en un instrumento maravilloso.**

Meditar no se trata de hacer algo en específico. La esencia de meditar es meramente no tratar de llegar a ningún lado. Es estar donde ya estás, experimentar tu ser en el aquí y ahora.

La verdadera meditación es la realización de tu ser. No es hacer una meditación. Es solo ser. Ahí está el poder.

Te darás cuenta de que lo más liberador es lo que en verdad te dará satisfacción. Es como una fragancia que puedes disfrutar en ti. Puedes llegar al punto en que se haga parte de tus hábitos y medites sin cesar. Vas a *hacer* y *estar* en balance. Significa que en todo lo que haces no se pierde tu esencia de ser: conduces tu carro y estás en tu esencia de ser, hablas con un amigo estando en tu esencia de ser. Reconoces que, físicamente, estás ahí, haciendo lo cotidiano, y a la misma vez tu dimensión de ser se expresa en tu diario vivir.

El poder para sanar tu vida y tu salud ya está en ti, solo que está oculto por tu mente ruidosa y el mundo estrepitoso que te insiste y hostiga incesantemente con cosas físicas que requieren tu atención. Tu mente te agobia, porque a cada instante te pide más atención. Y así, continúas identificando tu realidad con tu mente agobiada, continúas percibiendo todo lo que sucede a tu alrededor en base a la condición de tus pensamientos.

El bombardeo es aun más intenso en la actualidad. Tu mente se aturde por tanta tecnología, redes sociales, etcétera.

Hay mucha información sin importancia, mayormente destructiva y muy negativa. Es muy fácil abandonar la conexión con tu ser.

Aun así, hay un cambio, una evolución espiritual; muchas personas están despertando y cada vez se identifican menos con la mente y el ego, con lo material y el consumerismo.

Sin duda, puedes tener las cosas materiales que deseas y anhelas en cualquier área, pero si no conectas con tu esencia de ser, la plenitud y satisfacción no llegarán. «Mas buscad primeramente el reino de Dios y su justicia, y todas estas cosas os serán añadidas.» Mateo 6:33 (RVR1960). Podrías pensar que el reino de Dios está lejos de ti, separado; miras al cielo y piensas que está allá arriba. A lo que se refiere la palabra «reino» es al espacio interior al que conectas cuando estás en quietud, cuando buscas esa parte o espacio trascendental. Lucas 17:21 dice «[...] porque he aquí el reino de Dios está entre vosotros.» El reino está en ti, porque se refiere a ese espacio trascendental.

Quietud

Es en la quietud donde puedes ver a tu Creador y reconocer que eres una extensión de su poder y amor. Estar hecho a la imagen de tu Creador significa que se refleja en ti. Es ahí que tomas conciencia de que tu Creador no es un concepto lineal.

De igual modo, en la quietud es que tu cuerpo puede sanar y regenerarse a sí mismo.

Pon en práctica lo siguiente: contempla cómo respiras, nota el aire que entra a tus pulmones y el aire que sale de ellos, siéntelo, aprecia los intervalos entre cada respiración. Esta es una práctica excelente para relajarte. Comprende que este ejercicio, por sencillo que parezca, invita a tu cuerpo entero a sanar y a llevar a cabo cada una de sus funciones de manera óptima. Le estás enviando la señal a tu cerebro de que todo está bien, y así tus células se llenarán de una sensación de vida.

Esto es una manera simple de meditación. Contempla tu respiración. Algunas veces vendrán pensamientos, pero solo regresa tu atención a tu respiración. Hay pocas cosas tan valiosas y a la vez tan poco valoradas como tu respiración. Cultiva esta práctica en tu día a día.

Cuando tengas unos minutos calma tu mente: favorecerá tu efectividad cuando necesites pensar; contribuirá a tu claridad mental; tus pensamientos serán más eficientes, elevados, poderosos, inteligentes, concretos y definidos, porque estarás conectado con lo profundo de ti, con la conciencia incondicional y el poder que te mantiene vivo y respirando. Tu mente no estará vagando sin enfoque. Es similar a lo que pasa cuando apagas tu computadora después de largas horas de uso y de tener docenas de ventanas abiertas a la vez; notas que, al reiniciar tu computadora, te da mejor rendimiento. Esta práctica es verdaderamente significativa.

Tener la habilidad de ascender por encima del pensamiento sin dejar la conciencia es algo muy valioso. Es un despertar espiritual que no trata de religión, sino de reconocer la dimensión de ser y de conciencia en ti, que siempre está ahí, pero la habías pasado por alto.

Piensa en algún momento donde te sentiste plenamente vivo. Estoy segura de que lo has experimentado. Es un momento donde te sentiste realmente lleno de gozo y de paz que sobreabunda.

Date cuenta de que, en esos momentos, no pensabas mucho, son momentos donde estabas en tu esencia, más conectado a tu dimensión de ser.

Pensar es una propiedad muy útil e indispensable, siempre y cuando no estés dominado por tus pensamientos. La mente es una herramienta grandiosa para crear. Pero si es tu mente la que te usa a ti, te conviertes en su prisionero. Tu mente te domina si te identificas totalmente con tus pensamientos.

Las personas pueden sentir que dejan de existir al soltar sus pensamientos, porque viven adictos a pensar.

Yo creo que una de las adicciones más grandes no es la adicción a medicamentos, drogas, alcohol, cigarrillos o comida: es la adicción a pensar. Cuando no te es posible frenar, el pensamiento simula ser más poderoso que tú y te domina.

Puedes crear problemas en tu mente y, en consecuencia, traerlos a la realidad. Puedes crear obstáculos donde no los hay, tanto en tu salud como en otras áreas de tu vida. Analiza cuánta carga pueden generar tus pensamientos desmedidos, innecesarios, sin una intención clara, el pensar sin enfoque. Hay quienes provocan infelicidad en sus vidas por la actividad mental tan inconsciente que mantienen, cargada de juicios e interpretaciones inadecuadas de otra gente y sus circunstancias.

Cuando estás en quietud, reconoces los dos aspectos en ti: *ser* y *hacer*, o María y Marta. Eres una persona y también una expresión de la conciencia que va más allá de tu persona. Si no buscas un espacio interno e íntimo de quietud, de no pensar, nada te podrá saciar. Tendrás satisfacciones temporeras, pero no permanentes. No existe algo externo que te pueda saciar por completo. No hay logros, riquezas, personas ni salud física que te den satisfacción permanente. El espacio interno en la quietud te libera y te sana.

CONSTRUCTOR #3:

Mente sana -
regalo admirable

La calidad de tu mente

Te comenté que tu mente tiene que estar sana y no dominar tu vida para poder ser una herramienta en la creación de tu nueva realidad. No puedes tener una mente turbada para lograr tu objetivo. Es similar a querer crear una receta deliciosa. Sabes que puedes lograrlo, pero los ingredientes que tienes no son de buena calidad y tampoco tienes el horno que necesitas, o las herramientas de cocina apropiadas para lograr tu receta.

¿Cuál es la calidad de tu mente? ¿Estás consciente del estado de tu mente? Este es el primer paso. Mi intención en este capítulo es ayudarte a entender cómo los patrones mentales están constantemente creando tus experiencias de vida - las buenas y las no tan buenas. Quiero ayudarte a entender cómo los patrones mentales están contribuyendo con tu salud o tu enfermedad.

Me encanta la definición de salud que describe Louise L. Hay: «Estado de no fatiga, buen apetito, poder dormir y levantarse fácilmente; tener buena memoria, tener buen sentido del humor, tener precisión de pensamiento y de acción; no ser torpe, ser honesto, humilde, agradecido y amoroso[14].» ¿Qué tan saluda-ble eres?

Espero que comprendas que la verdadera sanación no es so-lamente física, sino que comienza con regresar y conectar con tu esencia. Cuando la energía sanadora de tu conciencia está fluyendo a través de tu mente y corazón, entonces podrás sanar físicamente.

La sanación ocurrirá cuando le des permiso a tu cuerpo de sanar.

Déjame preguntarte, ¿en realidad quieres sanar? ¿Estás dis-puesto a abrir tu corazón y mente a las recomendaciones que lees en este libro? El poder de sanar ya está en ti, mi trabajo meramente es ser una facilitadora, ayudarte a reconocer que el doctor está en ti. Ram Dass escribió en su libro, *Be Here Now*, «*You don't need to go anywhere else to find what you're see-king*». En otras palabras, no tienes que ir a ningún otro lugar para encontrar lo que estás buscando. Tienes todo lo que bus-cas. Ha estado ahí todo el tiempo y, si le das la oportunidad, lo podrás reconocer.

¿Qué es la enfermedad?

En mi opinión, la enfermedad es parte de una lección. Es vi-tal que no solo te quejes y digas, «quiero que esta enferme-dad se vaya». Eso no va a generar la sanación que buscas y tampoco vas a aprender la lección. Al escribir esto no in-tento condenar o crear culpabilidad; solo deseo que traigas a la superficie lo que necesita ser expuesto. La enfermedad puede llegar porque estás completamente desconectado o no reconoces lo que ocurre en tu mente y en tu cuerpo.

Muchas personas solo se fijan en su cuerpo cuando llega la enfermedad.

Sanar no significa volver al estado que estabas anteriormente. Sanar significa estar más consciente que antes, estar más cerca de tu Creador. ¿Alguna vez has escuchado tu cuerpo? Me encanta una de las frases más escuchadas y leídas de Shakti Gawain en su libro *The Four Levels of Healing*: «Nuestros cuerpos se comunican con nosotros claramente y específicamente, si tan solo estamos dispuestos a escucharlos».

Este es tu tiempo para sanar. Es el tiempo para hacer que tu vida y tu cuerpo estén completos. Dentro de ti hay un centro de sabiduría. Cuando estés listo para hacer cambios positivos en tu vida, atraerás todo lo que necesitas para ayudarte.

Diálogo interno

Tu cuerpo físico refleja tu diálogo interno. Es un espejo de tus pensamientos y creencias. Cada una de tus células responde a todo pensamiento y palabra. Imagina tus células como unas personitas que trabajan coordinadamente para llevar a cabo sus diferentes funciones, y lo que determina su futuro es el ambiente interno en donde viven, que es creado por tu diálogo. ¿Cuál es tu diálogo interno? Piensa por un momento. ¿Qué es lo que te dices constantemente? ¿Qué le dices a tu cuerpo en el día a día?

Analiza por un momento el diálogo interno que tuviste en el día de ayer, y determina si ese diálogo interno tuvo algo que ver con tu realidad de hoy. Te daré un ejemplo común que tal vez te ha pasado. Te levantas por la mañana desesperado, corriendo para salir de la casa antes de que el tráfico aumente. Tienes prisa por llegar a tiempo a tu trabajo. Antes de subir a tu auto, notas que la llanta izquierda está vacía. Todo en tu mente se nubla, tu corazón comienza a latir más fuerte, y comienzas a pensar y a creer que tu día se arruinó por completo. Te dices que siempre esas cosas te pasan, que te levantaste con el pie izquierdo, y así creas tu realidad de acuerdo a cómo percibes la goma vacía de tu carro. Tu mente se quedó en la llanta vacía todo el día. Tu ánimo bajó, ese evento dictó el resto de tu día. Ram Dass escribió en *Experiments in Truth*, «Tomar algo de manera muy seria no hace que desaparezca, de hecho, hace que la situación se haga un poco peor».

Ahora, de forma contraria, imagínate simplemente aceptando lo que pasó. Tu llanta se vació, no puedes cambiar ese hecho, es común que las llantas se vacíen de vez en cuando. Solo con aceptar las pequeñas cosas que ocurren creas tu paz interior y, de manera pacífica, puedes encontrar respuestas a esas pequeñas situaciones. No te haces un cuento mental, aceptas lo que pasó y sigues.

Piensas claramente, sabes que tu día no lo determina ese evento, y puedes imaginar que de alguna manera Dios, tu Creador o el universo está protegiéndote de algo. Te sientes guiado por algo más grande que tu situación. Todo pasa por algo. Para resolver, pides un *Uber* o llamas a algún amigo y logras llegar tranquilo a tu trabajo. Tal vez tenías que conocer a la persona del *Uber*, o ver al amigo que te puede ayudar en ese momento. No te creaste una historia compleja e irreal en tu mente. Deja que cada día te enseñe. Permite que la vida fluya a través de ti y que cada día sea tu maestro.

Se estima que tenemos alrededor de 60,000 a 70,000 pensamientos al día, de los cuales el 90% son los mismos que el día de ayer, y que la semana anterior, y que el año anterior. Tal vez te has preguntado: ¿por qué mi vida sigue igual? La respuesta es clara: si tus pensamientos siguen igual, tus emociones y acciones seguirán igual. Te pregunto de nuevo ¿cuál ha sido tu diálogo interno? Escríbelo aquí:

Diálogo interno sobre tu salud:

Diálogo interno sobre tus relaciones:

Diálogo interno sobre tus finanzas:

Puedes mirar el rostro de las personas y ver que muestran el diálogo interno que han tenido a lo largo de sus vidas.

Te reitero que **tu privilegio y derecho al venir a esta tierra es tener completa salud y estar pleno en cada área de tu vida.**

Al estudiar en detalle el origen de la mayoría de las enfermedades, se reconoce que son creadas por nosotros mismos[15]. No quiero decir que conscientemente quisiste tenerla, no fue que dijiste, «quiero tener diabetes o quiero tener esta condición cardiaca». Pero, sí creaste un ambiente mental donde la enfermedad se crea y crece.

Tus células son, literalmente, como personas que responden al ambiente en el que están, el cual se determina por lo que piensas y dices. Si tu diálogo interno es negativo y poco constructivo, tienes que saber que tu ambiente interno es un ambiente donde la enfermedad puede darse y crecer. El responsable por cada experiencia en tu vida eres tú. Al cambiar la percepción en tu subconsciente, cambiarás tu realidad.

Creas cada experiencia con tus pensamientos y tus palabras. Comienza a ser un observador de tus pensamientos, aprende a mirar cada pensamiento como si estuvieras detrás de ellos. Esto será un nuevo comienzo que revolucionará tu vida y tu salud.

Pregúntate a ti mismo: este pensamiento que estoy teniendo, ¿es un pensamiento que construye o que me destruye? ¿Es un pensamiento que me sana o que me enferma? ¿Quiero que este pensamiento forme mi futuro?

Quizás te levantas en la mañana pensando que todo sigue igual, que tu salud no mejora, que no podrás comprar tu propia casa con la economía como está. O, tal vez piensas que no eres capaz de arrancar con ese negocio propio que te gustaría comenzar, que no estás preparado aun. Henry Ford decía, «Tanto si crees que puedes como si crees que no puedes, tienes razón.»

Tal vez pudieras pensar que no escoges tus pensamientos, que simplemente llegan a ti, pero no es así. Te has acostumbrado a no verlos conscientemente, pero tienes el poder de escoger lo que piensas. Empieza a escoger pensamientos que ayuden a crear un ambiente donde tu cuerpo pueda sanar. Recuerda que tu diálogo interno está creando tu realidad, el día de hoy y mañana, porque tu diálogo interno se convierte en el ambiente de tus células. **Tu diálogo interno dicta tu vibración energética, y el universo responde a ella.**

Tus padres y tu modelo de pensamiento

«Es muy difícil crecer, porque es difícil soltar los modelos de nosotros mismos en los cuales invertimos tanto.» -Ram Dass, *One-Liners: A Mini-Manual for Spiritual Life.*

Cuando eras pequeño, aprendiste sistemas o maneras de pensar y empezaste a crecer y a ver la vida de acuerdo a ellos. Puedes mirar atrás y ver que tus experiencias son un reflejo de lo que crees cierto o verdadero. Al crecer, pudieras caer en el error de responsabilizar a tus padres por algo que te enseñaron o que no te enseñaron pero, en realidad, nada pasa al azar y tus padres son los ideales para enseñarte algo en específico que tenías que aprender. Ten en cuenta que tus padres estaban haciendo lo mejor que podían con lo que a ellos se les enseñó cuando eran niños.

No importa cuánto tiempo tengas alguna enfermedad o algún problema, el punto de poder está en el hoy, en el presente. Lo que escoges pensar, creer y decir ahora está creando tu futuro. Tú escoges tus pensamientos. Tal vez creas que no es así, porque llevas mucho tiempo con los mismos pensamientos.

Posiblemente no te permites pensamientos sanos y beneficiosos de ti mismo. Así mismo, tienes la capacidad de negarte a aceptar pensamientos nocivos de ti mismo.

Los cuatro modelos de pensamiento más dañinos para tu vida y salud

«No olvidemos que las pequeñas emociones son los grandes capitanes de nuestras vidas y las obedecemos sin darnos cuenta.» -Vincent Van Gogh.

Los pensamientos dan origen a tus emociones. Cuando piensas algo, las dendritas dentro de tu cerebro comienzan a intercambiar información a través de neuropéptidos. Esto genera emociones que sientes en tu cuerpo, y esas emociones crean conductas. Así que la manera en que te comportas obedece a algo profundo.

El famoso psiquiatra Sigmund Freud comparó el iceberg con la mente humana. La punta del iceberg, que es aproximadamente un 15% del todo, es lo único que se ve. Esto representa tus acciones, conducta y realidad. El 85% que no se ve es la parte que está sumergida en el agua. Esta parte profunda representa tus pensamientos y tus emociones. La mayoría de las cosas que piensas y haces son producto de hábitos que realizas de forma inconsciente, producto del subconsciente.

Quiero traer a la superficie algunos de los pensamientos que más enferman y afectan tu vida, porque crean un ambiente interno donde la enfermedad se puede dar y crecer. **Te describo a continuación los cuatro modelos de pensamiento que considero más dañinos.** Estos modelos de pensamientos vienen por estar inconsciente y no ver lo que pasa en tu mente. Te darás cuenta que estos cuatro modelos de pensamiento vienen de no estar viviendo conscientemente en el presente, sino de estar viviendo en el pasado o en el futuro.

1) El miedo

Recuerda, el amor es con lo que nacemos y el miedo es lo que aprendemos al ir creciendo. El miedo gobierna a la mayoría de la población. El miedo llega por no creer que mereces vivir a plenitud.

Miedo es ausencia de amor, así como la oscuridad es ausencia de luz. Miedo es pedir y atraer a tu vida de forma inconsciente lo que no quieres que pase. ¿Hay algún miedo arraigado en tu mente? Tal vez sea miedo al futuro, a no estar solo o a estar con gente, miedo a ser juzgado y a la opinión de otros sobre ti. Hay quienes le tienen miedo a la enfermedad, al fracaso o al éxito.

Sé que la mayoría hemos experimentado miedo en algún punto de nuestras vidas, y es común sentirlo en determinados momentos, pero no es normal y tampoco saludable vivir la mayor parte de nuestras vidas bajo este sentimiento. Tus células crecen, se regeneran y pueden llevar a cabo sus funciones de forma óptima cuando estás bajo la percepción de amor, fuera del miedo[16].

Es importante que identifiques aquello que te crea miedo y que cambies tu percepción a una de amor. ¿A qué me refiero? Un ejemplo común que la mayoría hemos experimentado son los sentimientos de miedo antes de hablar ante un grupo. Lo sé por experiencia propia, he sentido miedo antes de hablar en público, pero aprendí a mirar el miedo, reconocerlo y sustituirlo por amor. Mi anhelo es que puedas hacer lo mismo.

La próxima vez que tengas miedo, míralo y reconócelo. Simplemente ve que está ahí. Aprende a ver la situación de miedo desde un nivel más alto de entendimiento, y verás como se disolverá.

Recuerda que ese sentimiento no eres tú, y date cuenta de que lo puedes cambiar.

Siempre me sorprende experimentar el contraste. En medio de alguna presentación en público, me encuentro disfrutando plenamente, educando y apoderando a mis pacientes, y me doy cuenta de que estoy en mi esencia y haciendo lo que amo.

El amor siempre tendrá el poder de liberarte del temor.

En el libro *The Mind - Gut Connection* de Emeran Mayer, MD, él explica los nuevos descubrimientos sobre la conexión entre tu mente y el sistema digestivo. Vivir constantemente bajo pensamientos y sentimientos como el miedo puede crear problemas de úlceras y del colon. Date cuenta de que el miedo es un pensamiento que puede ser cambiado. Si puedes relajarte y reconocer que la vida en realidad trabaja para ti y no en tu contra, te será más fácil sanar. Vivir bajo la influencia del miedo es solo sobrevivir, preparándote para que pase lo peor.

Piensa en tu respiración, que es de lo más valioso que tenemos. Respiras sin pensar, sin estar consciente de tu respiración, y has tenido muchas respiraciones a lo largo de tu vida. Asumes que el oxígeno para tu siguiente respiro estará ahí.

Así mismo, puedes creer y confiar en que eres cuidado por el mismo poder que te da respiración a lo largo de tu vida física y que todo lo que necesitas ya está aquí para ti. **Tus anhelos y verdaderos deseos están al otro lado del miedo.**

2) *La vergüenza y culpa del pasado*

En el año 2001 un grupo de investigadores dirigidos por Sally Dickerson, de la Universidad de California en Los Ángeles (UCLA), demostraron cómo la vergüenza aumenta la actividad de citoquinas en la sangre. Tomaron un grupo de estudiantes y estudiaron cómo sus opiniones afectan su sistema inmune. A una parte del grupo se le pidió escribir sobre alguna experiencia de la cual sentían vergüenza, mientras que a la otra parte se le pidió escribir sobre algún suceso que no provocara vergüenza.

Los investigadores comprobaron que los exámenes de sangre del grupo que sintió vergüenza mostraron un incremento en la actividad de citoquinas. Citoquinas en la sangre es una señal de inflamación en el cuerpo, indicando la presencia de una enfermedad. Entre más vergüenza y culpa, más actividad de citoquinas en la sangre. Entre más vergüenza y culpa, más inflamación en tu cuerpo.

La vergüenza o culpa hacia uno mismo causa mucho dolor físico y crónico.

Muchas veces, este sentimiento está tan profundo y arraigado que no te das cuenta de que existe porque está en el subconsciente. La vergüenza o culpa por algo del pasado es un sentimiento que no tiene ningún uso, a nadie beneficia y tampoco puede cambiar la situación. Solo tú puedes salir de la prisión de la vergüenza o de la culpa. Puedes comenzar a decir y sentir esta afirmación: «Escojo aceptarme tal como soy, decido amarme y me perdono por ser tan fuerte conmigo mismo. Dejo ir todo sentimiento de vergüenza o culpa y acepto la plenitud y la dicha que la vida dispone para mí».

3) La crítica

Al igual que la vergüenza, la crítica también crea patrones de inflamación en tu sangre.

Imagina tus células en su ambiente interno. La sangre es el ambiente donde ellas llevan a cabo sus diferentes funciones.

La calidad del ambiente de tu sangre determina el comportamiento de tus células, y es donde crean salud o enfermedad. Pero, quien determina inicialmente la composición de tu sangre son tus patrones de pensamiento.

La inflamación en tus coyunturas, manos, pies, hombros, rodillas, etcétera, puede provenir de ser perfeccionista, de sentir la necesidad de controlar cada situación o a cada persona. La autocrítica hará que más gente crítica llegue a tu vida. ¿Por qué querer ser perfecto? ¿Por qué tener estándares tan altos? ¿Por qué angustiarse tratando de controlar a todo y a todos? Deja que la vida fluya a través de ti.

Hay un poder escondido en aceptar los eventos, cosas y personas como son.

No sabes qué va a pasar hoy por la tarde, ni mañana, ni en un año. No puedes controlar cada suceso. Tratar de controlar los eventos, cosas o personas crea un ambiente continuo de tensión y estrés en tu interior.

Hay un poder enorme cuando solo confías y dejas que el poder que te dio vida se encargue de acomodar cada evento, cosa o persona donde tiene que estar. Confía, y empieza a ver que estás cuidado y guiado. **Solo por hoy haz lo siguiente: no juzgues ni critiques nada, ningún evento, ninguna persona, mucho menos a ti mismo. Hazlo por hoy.**

4) El resentimiento

El resentimiento es uno de los sentimientos más tóxicos para tu salud y vida. Físicamente, debilita tu sistema inmunológico, dando oportunidad a que los patógenos se reproduzcan y creen enfermedades como el cáncer. El resentimiento desgasta el cuerpo. Tal vez vives cargando este sentimiento por algo que pasó hace mucho tiempo atrás. **El pasado terminó y no se puede cambiar, pero sí puedes cambiar tus pensamientos y actitud sobre el pasado.**

El punto de poder siempre está en el presente. Es una locura castigarte por algo que sucedió en el pasado. Está consciente de este sentimiento y decide cambiarlo. No dejes que invada tu vida y tu cuerpo. Frederic Luskin, PHD es un investigador de la Universidad de Stanford que estudió en detalle los efectos del perdón. Él asegura que las personas que aprenden a perdonar tienen mejor salud.

Perdonar es sinónimo de cancelar una deuda y requiere de amor genuino. El libro *Un curso de milagros*, escrito por Helen Schucman, enseña que toda enfermedad se debe a no perdonar.

Perdonar es liberador y sanador.

Es vital que estés consciente y dejes ir esos modelos de pensamiento que no te permiten sanar. Tu concepto de la vida y del Creador tiene que darte soporte y no negarte. El universo ampara totalmente tu diálogo interno. Tu mente subconsciente reconoce como verdad todo lo que aceptes creer. En otras palabras, lo que crees de ti mismo y de la vida se convierte en tu verdad. Cuando sueltes los modelos de pensamiento dañino, empezarás a atraer sanidad.

Puedes repetir esta afirmación: «Estoy abierto y dispuesto a cambiar el modelo de pensamiento que contribuye con mi enfermedad, y estoy dispuesto a confiar y permitir que mi cuerpo sane». Puede que no entiendas por completo cómo esto es posible, pero hay algo en ti que empieza a reconocer que tienes todo lo necesario para sanar. Comienzas a entender que tú contribuiste con esta enfermedad, pero ahora retomas tu poder para sanar.

Eres mucho más que esos pensamientos y emociones negativas en tu mente, y puedes observarlas como separadas de ti. Es como una llamarada de fuego que se apaga si no le echas combustible: así tus pensamientos y emociones negativas se apagan si no las sigues alimentando.

Tú no estás solo, ni perdido y mucho menos abandonado. Recuerda que eres uno con el mismo poder que te creó, y este poder te da la oportunidad de crear tu salud y tu vida.

Ejercicio del espejo

Te comparto un ejercicio que aprendí de Lisa Nichols que cambió mi vida, porque ayudó a reprogramar mi subconsciente y a crear patrones de pensamiento de acuerdo a la realidad que deseo ver expresada en mi vida.

Cada día, durante treinta días, mírate al espejo y di lo siguiente:

«(Tu nombre), te amo y eres suficiente.» (Cinco veces.)

«(Tu nombre), admiro de ti: _____ »
(Cinco aspectos.)

_____

_____

_____

_____

«(Tu nombre), te perdono por: _____ »
(Cinco aspectos.)

_____

_____

_____

«(Tu nombre), te prometo: _____ »
(Cinco cosas.)

_____

_____

_____

_____

En este ejercicio, lo que te digas a ti mismo cada día puede variar y pueden ser cosas que pasaron en tu vida desde tu niñez.

Tu cerebro cambiante

Quiero hablarte un poco de tu cerebro, ya que las nuevas investigaciones científicas son muy inspiradoras y empoderan al ser humano. Tal vez has escuchado el término «neuroplasticidad». «Neuro» significa cerebro. «Plasticidad» significa cambiante.

Las investigaciones sobre la neuroplasticidad comenzaron con más fuerza en los años sesenta. Un gran libro sobre este tema es el de Norman Doidge, *The Brain that changes itself*, donde explora las investigaciones más importantes sobre la neuroplasticidad y comparte historias asombrosas de personas que han podido usar su mente para sanar.

Está demostrado que, en cualquier edad, tu cerebro es capaz de cambiar basado en tus nuevas experiencias. La creencia anterior era que el cerebro nunca cambia, que con lo que naces era con lo que te quedabas. Se creía que las neuronas no se reproducen después de los primeros años de vida. Las nuevas investigaciones muestran que la neurogénesis puede continuar a través de toda la vida del ser humano.

Para darte una idea, hay cerca de 90 billones de neuronas en el cerebro humano. La producción de neuronas, comenzando en la semana tres del desarrollo humano, se da a un ritmo de 250,000 por minuto. ¡Asombroso, ¿verdad?!

Visualiza las neuronas en una fila grande, una tras otra con espacios entre medio, así como cuando tienes que hacer fila para pagar tu compra en el supermercado dejas un espacio entre la persona de enfrente y otro entre la persona de atrás. Estos espacios entre tus neuronas son importantes, se llaman sinapsis. Cuando naciste tenías aproximadamente 2,500 sinapsis; a los tres años de edad tenías aproximadamente 15,000 sinapsis, y al llegar a la edad adulta aproximadamente un 50% de éstas se eliminaron debido a que no se usaron.

Tus neuronas forman circuitos o caminos, parecidos a las carreteras que conoces, que conectan áreas relativamente distantes del cerebro o del sistema nervioso. Cada circuito o camino está asociado con una acción o comportamiento en particular.

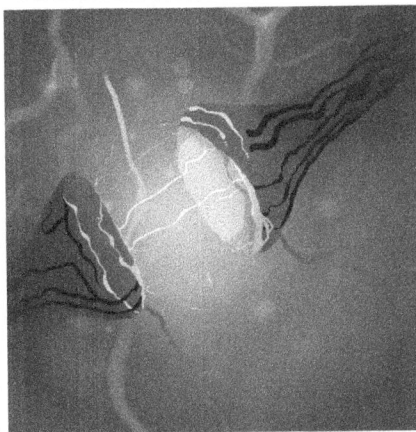

Ahora, visualiza un circuito o camino bien marcado, que se conoce como circuito fuerte. **Cada vez que piensas lo mismo, sientes lo mismo o haces lo mismo, estás fortaleciendo ese circuito.** Es como pasar por la misma carretera todos los días. Estos son tus hábitos, circuitos usados continuamente. Son circuitos fuertes.

Por ejemplo, en la mañana te levantas a la misma hora, por el mismo lado de la cama, vas al mismo baño, te bañas, te vistes, te lavas la boca, te peinas, todo en ese orden porque ya es un hábito, estás en automático, no tienes ni que pensar en lo que estás haciendo. Eso es tu subconsciente en acción.

Tu subconsciente son tus hábitos y representa el 95% de lo que haces. ¿Te das cuenta de lo importante que es convertirte en un observador de tus pensamientos y hábitos? De otra manera, sigues repitiendo los mismos pensamientos y comportamientos en tu vida sin darte cuenta.

Tienes un cerebro que puede cambiar. La neuroplasticidad nos da un nuevo entendimiento de lo que significa ser humano. Podemos reprogramar, reorganizar y cambiar nuestras mentes solo con pensar. Nuevos pensamientos y habilidades generan nuevos circuitos o caminos. La repetición y la práctica van fortaleciendo estos circuitos hasta crear nuevos hábitos, y así, los circuitos viejos que se usan menos se van debilitando. Es como la carretera vieja que ya no transitas – eventualmente olvidas esa ruta. Así que, para tener nuevos circuitos o caminos, necesitas practicar tu nueva manera de pensar.

Literalmente, al escoger pensamientos sanos y más elevados de forma contínua, estarás creando nuevos circuitos o caminos en tu mente.

Por eso, es vital que reprogrames tu mente escogiendo tus pensamientos desde temprano en la mañana todos los días. Te enfatizo la importancia de convertirte en un **observador de tus pensamientos**. Recuerda, **tienes el poder de escogerlos**, no llegan a ti al azar – tú los escoges.

Tal vez no lo veas así porque se ha hecho un hábito pensar de cierta manera. Observa y escoge pensamientos que vayan por encima de tu situación actual. Todo lo que te aguanta o te detiene son tus pensamientos, pero está en ti cambiarlos. Todo en tu vida comienza con el estado de tu mente; la abundancia en tu salud, relaciones personales y finanzas depende de tus pensamientos abundantes.

Pregúntate: «Este pensamiento que tengo ahora, ¿me sana o me enferma?, ¿me construye o me destruye?, ¿contribuye a la nueva y mejor realidad que quiero crear?»

Un ejemplo en el área de salud: cuando te despiertes en la mañana, piensa en lo que quieres ver en tu cuerpo y que cada día tienes cientos de millones de células nuevas listas para crear salud, y elimina pensamiento limitantes que te amarren a vivir en lo mismo. Cambia pensamientos como «esta enfermedad ya no tiene cura, es la edad, todo sigue igual, nada mejora». Recuerda que tus pensamientos están creando el ambiente interno de tus células. Dile a tu cuerpo lo que esperas de él, y confía.

Joe Dispenza es un reconocido científico que te inspira con tan solo saber su testimonio de sanación. En su libro *El placebo eres tú* muestra de manera auténtica la evidencia científica de cómo puedes moldear tu cerebro y tu cuerpo con pensamientos y emociones unidas a la intención que mantienes y al estado trascendental que experimentas.

El doctor y profesor de neurología, Álvaro Pascual-Leone, M.D. PhD de *Harvard Medical School* afirma que: «El entrenamiento mental tiene el poder de cambiar la estructura física de nuestro cerebro».

Él condujo un experimento muy interesante donde se dividieron dos grupos de personas. El grupo A practicó piano por dos horas cada día durante cinco días; el grupo B solo imaginó practicar piano, manteniendo sus manos tranquilas dos horas al día por cinco días. El resultado fue sorprendente - los dos grupos crearon los mismos cambios en sus cerebros.

Puedes activar nuevos genes y crear nuevos circuitos o caminos. Una vez creas un nuevo circuito, tu cerebro produce la química necesaria para formar tus sentimientos y emociones.

Por ejemplo, imagina que estás leyendo un libro sobre cómo cocinar comida vegana, y estás aprendiendo lo sano y lo efectivo que es para tu cuerpo. Esta información se almacena en un área de tu cerebro que se llama el neocórtex.

Cuando empiezas a aplicar esa información y comienzas a cocinar en tu casa, estás fortaleciendo esos circuitos nuevos. Conectas lo que piensas con tus acciones, comienzas a comer saludable y sigues construyendo un circuito fuerte en tu cerebro. Comienzas a tener sentimientos y emociones de salud, bienestar y amor por tu cuerpo.

Le enseñas a tu cuerpo químicamente lo que tu mente entendió con su intelecto.

Otro estudio interesante es el de Eleonor Maguire en 1997. Ella observó cambios en el hipocampo de los taxistas asociados con adquirir conocimiento sobre la ciudad de Londres. Estos taxistas mostraron una redistribución de materia gris. Esa investigación sobre la plasticidad del hipocampo interesó mucho a científicos y al público en general alrededor del mundo. Se comprobó que el cerebro del taxista tiene un hipocampo más grande y almacena un mapa detallado de la ciudad, mientras que el cerebro de un músico tiene 130% más materia gris (gray matter) en la corteza auditoria.

Esto comprueba que el cerebro es como un músculo que crece con el ejercicio.

¿Cómo entonces puedes crear nuevos y mejores circuitos o caminos, diferentes a los que ya tienes formados por los patrones de pensamiento de tu pasado que sabes que no te ayudan? **La respuesta es comenzar a estar presente, a dar atención plena al momento presente. Esto es lo más importante.**

Comienza a estar conscientemente alerta de tus pensamientos y decisiones. Aprende a observar tus pensamientos, no puedo dejar de recalcar lo importante que es esto. Comienza a meditar. Si quieres y te ayuda, puedes quitarle lo místico a la meditación, o incluso cambiarle el nombre.

En vez de pensar que tienes que pertenecer a un grupo de yoguis para meditar, tener vasta experiencia, o tener las luces en un tono bajo y una vela al lado, simplemente date cuenta de que puedes meditar en cualquier lugar. Puede ser en tu vehículo antes de arrancar y salir de prisa. Toma dos minutos antes de apretar el acelerador y solo respira. Date cuenta de tu respiración, contempla el lugar en donde estás, el árbol o el edificio frente a ti, mira las nubes, escucha los sonidos de tu auto, está presente.

Te recuerdo que meditar no es hacer algo en específico, sino lo contrario: es estar presente y conectar con tu ser.

La meditación te traerá grandes cambios. Meditar es ir más allá de tu mente analítica, donde eliminas de tu cuerpo el ambiente externo, que es lo que controla tu mente, y permites que tu mundo interno sea más real que cualquier otra cosa.

Para crear cambios, tienes que aprender a pensar más grande que tu vida actual.

Mis circunstancias nunca me hubieran permitido ser quiropráctico, pero logré pensar más allá de mis circunstancias. Aprovecho para contarte mi historia.

A la edad de quince años tuve la oportunidad salir de mi país natal con el propósito de estudiar, y al principio entendía que sería cuestión de un año. Aun recuerdo la carta que escribí a mis queridos padres antes de partir. Mi hogar fue un hogar de amor y seguridad y me enseñó la fuerza de creer en lo que no se ve. Mi intuición me dejó saber que, a pesar de lo joven que era, podía salir a estudiar fuera de mi país. Mi convicción fue muy clara.

Lo que al principio pensé que sería un año viviendo en el estado de Missouri se convirtió en diez años de estudios. A los tres o cuatro años de estar viviendo en el extranjero, descubrí la quiropráctica.

Sabía que tenía que estudiar esta profesión, no tenía duda alguna de que me graduaría como doctora quiropráctico, aunque mis circunstancias en ese momento indicaban todo lo contrario.

Como estudiante extranjera, no tenía oportunidad de conseguir préstamos estudiantiles federales, y el pago por trimestre en la escuela de quiropráctica era de $7,000 a $10,000 dólares por trimestre, por doce trimestres. Económicamente parecía no ser posible, pero por razones más grandes que la de mi mente analítica, supe que sí lo sería. Podía verme como quiropráctico. Así que me enfoqué y comencé a ahorrar para el primer trimestre.

Recuerdo que mis padres me ayudaron con una parte. El resto lo había ahorrado del trabajo parcial que podía tener como estudiante extranjera dentro de la universidad que atendía antes de entrar a la escuela de quiropráctica. Logré juntar lo suficiente para el primer trimestre, ¡pero me faltaban once trimestres más! Podría parecer ilógico o tal vez descabellado para algunos lanzarme así, sin saber cómo le haría para los siguientes trimestres, pero confié en mi intuición y pude ver por encima de mi situación actual de ese momento.

A mitad del primer trimestre se me ocurrió una idea: decidí redactar una carta donde explicaba mi gran deseo por estudiar, aunque mi situación económica en ese momento no parecía permitirlo. La intención de esa carta era obtener patrocinios de doctores quiroprácticos de la región de Missouri y Kansas City, donde habían muchos quiroprácticos, porque la escuela de quiropráctica estaba en esa región.

Fueron cientos y cientos de cartas las que se enviaron. ¿Sabes cuantas respuestas a esas cartas obtuve? Ninguna. No niego que fue un tanto desalentador, pero seguía segura, podía ver que de alguna manera continuaría con mi segundo trimestre, y así fue. Aprendí que no siempre se cosechan frutos exactamente del lugar donde siembras, sino de la intención que se expresa. El fruto no llegó directamente de las cartas que envié, sino del amor y la confianza de una pareja por ayudarme a crecer.

Una pareja de ancianos de la iglesia a la cual asistía se dio cuenta de lo que estaba haciendo y, sin yo pedirlo, me brindaron su ayuda como cofirmantes para poder pedir un préstamo estudiantil privado, el cual me proveyó los recursos económicos para pagar mi segundo y tercer trimestre. Antes de terminar el tercer trimestre, uno de los líderes de esa iglesia se ofreció a ayudarme como cofirmante de otro préstamo estudiantil para que pudiera continuar. Mi corazón sonrió y acepté responsablemente su ayuda, que me permitió cursar otros tres trimestres.

Ahora ya estaba a mitad de mi carrera. Para el séptimo trimestre fueron mis padres nuevamente los que bondadosamente me ayudaron a cubrirlo. Durante ese trimestre me casé con mi mejor amigo, un boricua hermoso y alegre que conocí desde mi primer día en la escuela de quiropráctica. Estudiábamos juntos todos los días, aprendimos y crecimos en un país extranjero para ambos.

Recuerdo lo fácil que fue casarnos. Estando cerca de un tribunal, nos preguntamos, «¿qué necesitamos para casarnos?». Así que entramos al tribunal y preguntamos. La juez nos preguntó:

«¿Son mayores de edad? ¿Tienen identificación? Se pueden casar ahora mismo. La ceremonia puede ser el sábado siguiente, pero pueden firmar hoy.»

Fue fácil hacerlo, porque sabíamos que nuestras vidas debían vivirse juntas. No me imaginaba estar lejos de mi boricua alegre. Así de fácil nos casamos, y dos semanas después tuvimos una linda y significativa ceremonia en la iglesia. Mi esposo comenzó el trámite para mi residencia permanente estadounidense, y en menos de tres meses ya era residente americana. Así, pude pagar mis últimos cinco trimestres con mis propios préstamos estudiantiles federales, ya que entonces podía tenerlos por ser residente. Por cierto, pude saldar todo rápidamente después de empezar a ejercer.

Entiendo que fue la fe en lo que no se ve, el poder de creer y ver por encima de las circunstancias lo que me llevó a donde estoy. Mi enfoque estuvo en lo que tenía que hacer, y no en cómo lo haría. Sabía que mi vida estaba guiada por algo más grande que mi situación actual. Hoy, mi esposo y yo trabajamos juntos como quiroprácticos, y como él expresa: «gozamos, brincamos y saltamos» diariamente, sirviendo con amor a toda persona que busca de nuestra ayuda para cambiar su paradigma de vida y salud a uno más íntegro.

Muchas veces tratamos de analizar todo, pero nuestra mente analítica no logra ver la grandeza de lo que puede ser posible por sí sola. No permitas que tus cinco sentidos te engañen. Ten fé, mira con tu corazón y date permiso de hacer algo extraordinario en este planeta. Tal vez de manera inconsciente te comparas con otros, y vives en sus sombras como individuo o profesional; las percepciones colectivas de tu alrededor te limitan.

Para crear una mejor vida y salud, tienes que pensar más allá de tu realidad actual. **No puedes seguir teniendo los mismos pensamientos y esperar que tu vida y salud cambien.** Tus creencias son lo más poderoso para tu progreso, pero tienen que estar alineadas con tus sueños. Ten el resultado que esperas en mente, piensa en lo que puede ser. Al cambiar tus pensamientos, cambiarás tus emociones, sentimientos y comportamientos.

Cambiarás la biología y la química en tu cuerpo. Cambiarás tu realidad.

¿Te has fijado cómo la gente de gran influencia y que han logrado inspirar a la humanidad se distingue por tener pensamientos mayores que su estado actual?

Cuando estás ante una situación de crisis o en trauma, como cuando te dan un diagnóstico poco alentador, tu enfoque tiende a estar en lo que no quieres que pase en lugar de lo que quieres que pase. Esto sucede debido a las hormonas de estrés. Pero, vivir en estrés es solo sobrevivir, preparándote para lo peor que pueda ocurrir. Comienza a estar atento en el momento presente.

Comienza a enfocarte en el resultado como si ya lo tuvieras, en lo que quieres que ocurra, como la sanación de tu cuerpo, en lugar de seguir bajo el miedo de continuar enfermo.

Me gusta como Wayne Dyer lo expresaba: nuestra vida se parece más a ir en un barco que a ir en un auto. Si vas en un auto y das vuelta al volante, te responde de inmediato, pero si vas en un barco no es así. Si vas en un barco y le das vuelta al timón, ¿qué pasa? NADA, hasta después de un rato. Así que tu vida se parece más a ir en un barco. Cualquier cosa que hagas no necesariamente va a dar resultados inmediatos.

Cambiar los modelos de pensamiento puede tomar tiempo y práctica, porque están fuertemente arraigados en tu subconsciente. Has creado un hábito, un circuito marcado fuertemente en tu cerebro. Comienza hoy a crear nuevos circuitos que te ayuden a crear el ambiente óptimo para que tu cuerpo y tu vida puedan sanar.

Mi deseo es que enriquezcas tu salud y tu vida al tener una mente sana, que no esperes a que te diagnostiquen algo más o a que llegue algún trauma para que decidas hacer cambios.

Cerebro y corazón en armonía

Déjame hablarte un poco sobre tu corazón. En lo personal, me apasiona y atrae aprender sobre los nuevos descubrimientos científicos sobre el corazón. En 1991 hubo un descubrimiento de células nerviosas en el corazón humano. Tu corazón tiene aproximadamente 40,000 células nerviosas especializadas, tal y como las células en tu cerebro[17]. Me refiero a células neurales en tu corazón que están ordenadas de una manera peculiar. Los científicos llaman a esas células «el pequeño cerebro en tu corazón»[18].

Tu corazón tiene inteligencia. El cerebro del corazón aprende, recuerda, siente, piensa, percibe, decide. Esto es real, no es solo algo lindo de leer, es literalmente cierto. Hay muchas historias de personas que recibieron trasplantes del corazón, y sus experiencias al recibir el nuevo órgano son fascinantes. Muchos de ellos empiezan a recordar las experiencias de vida de la persona que donó su corazón.

Expertos científicos del Instituto de *HeartMath* pueden medir la energía de tu corazón y tu cerebro, y saben que cuando estos están trabajando en armonía, optimizas el poder sanador en ti[19]. Tu cuerpo fue diseñado para autorregularse óptimamente al armonizar el corazón y el cerebro.

El Instituto de *HeartMath* continúa estudiando el poder del corazón[20]. El campo electromagnético generado por el corazón es el más fuerte que produce tu cuerpo. Un campo electromagnético es un campo generado por cargas eléctricas. Se divulga a la velocidad de la luz, y de hecho, se puede distinguir como luz. Tu organismo produce corrientes eléctricas debido a las reacciones químicas de las diferentes funciones del cuerpo.

Vivimos rodeados de campos eléctricos por todas partes, pero son invisibles para el ojo humano. En otras palabras, tu cuerpo es energía y estás rodeado de ella. La energía del corazón tiene particular importancia, ya que es la más fuerte que genera tu cuerpo. La energía del corazón entra y se profundiza en cada célula de tu organismo, y puede actuar como una señal sincronizadora para todas las células en tu cuerpo de una manera análoga a la información que llevan las ondas radiales. Inclusive, otras personas pueden detectar la energía de tu corazón y recibir efectos fisiológicos muy importantes.

El campo electromagnético del corazón se organiza mejor durante los estados de emociones positivas. A esto se le llama coherencia del corazón. Emociones como amor, compasión y apreciación se asocian con ordenar mejor el ritmo de tu corazón y reflejan una sincronización más grande en tu sistema nervioso. Los investigadores del Instituto de *HeartMath* establecieron que, al crear coherencia en tu corazón y mente, creas 0.1 hertz entre esos dos órganos. En cambio, cuando las emociones son negativas, tales como ansiedad, enojo o miedo, el ritmo de tu corazón está menos organizado y menos sincronizado con el sistema nervioso.

Como puedes ver, la grandeza del corazón no tiene límites, su energía puede unir y sincronizar todas las células en el cuerpo. Visualiza el corazón como el punto de acceso, la puerta en tu cuerpo por la cual la energía de estructuras con dimensiones más altas se conectan con el cuerpo físico[21]. Lo veo como la energía divina que da vida, usando tu corazón como la puerta para alcanzar a todas las demás células y órganos.

Hay varios estudios sumamente interesantes que hablan del poder de la energía que emite el corazón y la intención de tu mente sobre la molécula de ADN. Te comparto uno de los estudios que me parece muy relevante a la mente y el corazón trabajando en armonía y su efecto en el organismo[22]. El estudio consistió en poner ejemplares de ADN en tubos de ensayo. Se le pidió a cada participante del grupo que tomara una prueba de tres diferentes maneras por aproximadamente dos minutos cada una.

1. Se instruyó a cada participante para generar un estado enfocado en el corazón (generando sentimientos de amor y apreciación) y a la vez sostener una intención clara de causar un cambio específico en el ADN.

2. Se instruyó a cada participante para estar en un estado enfocado en el corazón (generando sentimientos de amor y apreciación) pero sin tener la intención de cambiar el ADN.

3. Se instruyó a cada participante para estar en un estado neutral de emociones, pero con la intención de causar un cambio específico en el ADN.

La conformación o los cambios (*winding and unwinding*) del ADN se midieron antes y después de cada prueba. Los resultados se calcularon en base al cambio en porcentaje según el valor inicial al comienzo de cada prueba. El cambio realmente significativo en la molécula de ADN se dio cuando los participantes generaron sentimientos coherentes del corazón y a la vez tuvieron la intención de cambiar la estructura del ADN; en esos casos se pudo medir hasta un 25% de cambio, mientras que en las otros dos pruebas no hubo un cambio significativo (aproximadamente un poco más de 1%).

En otras palabras, la mente y el corazón en armonía crean resultados. Pensamientos + emociones sanas = resultados.

La tierna manera en que mi hijo menor entendió este concepto fue la siguiente: el cerebro es el rey y el corazón es la reina.

Elevas tu vibración energética cuando tu mente y corazón están trabajando a la par, cuando tus pensamientos están alineados con tus emociones. En otras palabras, cuando tus pensamientos tienen una relación directa con lo que estás sintiendo es cuando impactas el mundo físico. Así es que, cuando las personas empezaron a pensar deliberadamente en el cambio del ADN y además se sintieron como si ya hubiera ocurrido, el milagro ocurrió.

Desde los 1900, Max Planck, el padre de la física cuántica, descubrió que el ser humano tiene un cerebro cuántico, que puede crear cambios y transformar la materia. Tus **pensamientos** generan un campo eléctrico que activa las circunstancias que ya están disponibles para ti, y tus **emociones** crean el magnetismo para que las hagas realidad en tu vida. Así que, tienes que alinear tus pensamientos con tus emociones para crear lo que buscas. Tienes que crear una armonía entre mente y corazón.

En el campo cuántico de todas las posibilidades ya existen esas situaciones de salud, bienestar, plenitud, abundancia, éxito, amor y compasión. Lo que necesitas es conectarte con este campo al tener tu mente y corazón en armonía. El universo entiende de vibraciones.

Podrás interactuar con él cuando tu vibración electromagnética, pensamientos y emociones sean coherentes con ese campo.

Así que, no puedes esperar que la salud y la abundancia lleguen a tu vida si no estás en concordancia vibratoria con eso que anhelas. Es como salir a buscar un amigo, implorando a Dios no encontrarlo. Date cuenta de que vives en un universo donde todo puede suceder, donde ya están todas las condiciones para lograr lo que buscas.

Cuánticamente hablando, hay un nivel en el cual ya estás sano y donde estás completamente pleno en cada área de tu vida, disfrutando lo que más deseas y anhelas. Ya esa realidad existe dentro del campo cuántico. Conectas con este campo al elevar tu energía o tu nivel vibratorio para convertirlo en tu nueva realidad, pero ya existe. Cada pensamiento y emoción que generas es energía que te acerca o te aleja de tu nueva realidad, de la salud óptima, de la vida abundante que sueñas tener.

Masaru Emoto, autor e investigador japonés, escribió un fascinante libro llamado *Los mensajes ocultos del agua* donde explica los resultados de sus estudios después de investigar el impacto que reciben las moléculas del agua cuando están en contacto con pensamientos y emociones, tanto positivas como negativas. En otras palabras, él mostró cómo la estructura molecular del agua responde a la consciencia humana. Puedes encontrar fotos sorprendentes de sus estudios. Por ejemplo, moléculas de agua ante una sinfonía de Mozart obtienen una estructura mucho más uniforme que las moléculas de agua ante la música *heavy metal*.

La molécula de agua cambia, se armoniza y es mucho más hermosa cuando está en presencia de mensajes de amor, paz y agradecimiento. Por el contrario, esa molécula se pone turbia y pierde su brillantez cuando está en presencia de mensajes negativos, como «me estorbas» o «me das asco». Si nuestro cuerpo es 70% agua, imagínate qué tan receptivos somos a los pensamientos y emociones positivas y negativas.

Es vital que tengas pensamientos y puedas generar sentimientos de amor y gratitud hacia tu cuerpo, hacia cada una de tus células. Tu cuerpo te escucha. Comúnmente, le indico a mis pacientes que usen frases como: «le doy amor a mi cuerpo; le doy permiso para sanar». Al principio veía sus rostros sorprendidos, pero luego fueron entendiendo y sus miradas sonrientes me decían que reconocen esta verdad.

Cuando tu mente y tu corazón están en armonía, tu cuerpo puede generar alrededor de 1,300 reacciones bioquímicas positivas y tiene un ambiente interno óptimo para sanar. Uno de los mayores beneficios para tu salud son los cambios positivos en tu ADN[23]. Cada vez hay más estudios que muestran cómo tu ADN cambia al hacer estas prácticas y evita que los telómeros, que son la parte final y crucial del cromosoma que actúa para proteger y asegurar la réplica del ADN, deje de romperse.

Otro gran beneficio de tener tu cerebro y corazón en armonía es la afinidad con tu intuición, la voz interna que tienes, que te guía a tomar decisiones y a mantenerte en balance. Lo que llamamos «corazonadas» son mensajes de tu corazón. Deja que tu corazón le hable a tu mente.

Cuando conectas con la guía de tu corazón, tu percepción mejora, al igual que tu memoria y la facilidad para aprender cosas nuevas. Hay un poder enorme en tu corazón, una inteligencia constante hablándote. Todo lo que nos rodea está lleno de cosas mágicas, esperando pacientemente ser descubiertas cuando nuestros sentidos se logren afinar mejor.

Los indígenas llevan mucho tiempo usando técnicas para armonizar la mente con el corazón[24]. También, vemos esta práctica en la milicia con los atletas de alto rendimiento y con agentes de inteligencia, ya que optimizan su sistema nervioso. Cuando vives en coherencia con tu corazón, haces una diferencia con todo lo que te rodea.

Vive momento a momento en la frecuencia alta del corazón. Esta es la frecuencia donde puedes manifestar, porque logras comunicarte con tu subconsciente, el cual es el instrumento de manifestación. Reconoce que todo se está moviendo en orden divino, todo se está conectando de manera perfecta.

En las siguientes líneas te comparto brevemente una guía para armonizar tu mente con tu corazón que aprendí del reconocido autor y científico Gregg Braden. Lee primero para que entiendas, y luego llévalo a la práctica. No necesitas música, la puedes tener pero no es necesaria para lograr armonizar tu mente con tu corazón.

Guía para armonizar la mente con el corazón

- Respira profundo y de manera lenta por un minuto. Con solo respirar de esta manera le dices a tu cuerpo que está seguro, creas un ambiente interno de sanación para tu cuerpo, pasas de estar en un estado simpatético a un estado para-simpatético en tu sistema nervioso. Tu cerebro empieza soltar la química necesaria para sanar todo lo que necesita sanar y para rejuvenecer. Las hormonas de estrés comienzan a bajar, al igual que los agentes inflamatorios. Tu sistema inmune comienza a optimizarse. Hay cambios inmediatos que pueden comprobarse ya que en tu saliva se puede medir el aumento de niveles de inmunoglobulina secretora A (SIgA), la cual es un anticuerpo.

- Llega al centro de tu ser. Imagina que respiras hacia lo profundo de tu corazón.

- Toca con tu mano tu corazón, y permite que tu conciencia pase de tu mente a tu corazón. Esto es muy poderoso, aquí le dices a tu mente que se aquiete, y que se enfoque en tu corazón.

- Comienza ahora atraer hacia tu cuerpo un sentimiento de apreciación, amor, gratitud, compasión y de cuidado. Nota la frecuencia del amor repercutiendo en tu cuerpo. Esta es una manera poderosa de comunicarte con tu cuerpo.

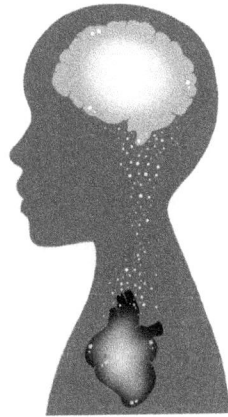

Puedes hacer esta práctica todos los días a cualquier hora, tres minutos mínimo. Estás preparando tu mente y tu corazón para tu día. Es como cuando vas al gimnasio a ejercitar tu cuerpo; al hacer esta práctica estás ejercitando tu mente y tu corazón para cualquier cosa que se te presente durante el día, y a la misma vez llenas tu cuerpo de vitalidad.

Me ayuda sobremanera armonizar mi mente con mi corazón antes de empezar a ajustar a mis pacientes, como también antes de alguna reunión o evento como presentar en público algún tema. Es similar a afinar un instrumento, es poner en la misma sintonía el cerebro con el corazón de manera que tu cuerpo se beneficie al igual que la gente a tu alrededor.

Mi deseo es que empieces a apreciar tu cuerpo cada día, que construyas confianza en él. Comienza a tener una compasión genuina contigo mismo, reconoce que tu cuerpo físico está formado de células conscientes que escuchan tus pensamientos y perciben tus emociones. A tu cuerpo le encanta que le des atención. Alinea tu pensamiento con tu emoción para crear el ambiente interno de sanidad. Estarás llevando la química sanadora a tu cuerpo. Vive desde tu corazón, no tengas miedo de soltar, confiar y amar. Entenderás al fin que el amor sana.

Más allá de la genética

Desde muy joven se me enseñó que la genética determina nuestra salud y, en cierta manera, la vida. Se tenía y aun se tiene la creencia de que el ser humano es víctima de su herencia; por ejemplo, si mi abuelo tenía una enfermedad cardíaca, pues eso significa que yo también tengo la genética para padecer alguna condición del corazón, así que esperaría padecer la misma enfermedad de mi abuelo.

Sin embargo, la nueva biología nos enseña que no es así. De esto trata la epigenética, (epi significa sobre o más allá); **tu salud no depende de la genética.** Tal vez aprendiste que no puedes controlar tu biología, que de cierta manera tu futuro ya está predeterminado basado en tu genética.

Déjame preguntarte, ¿cómo respondes si piensas que el poder para crear tu salud no está en ti? Cedes tu poder a algo externo, a lo que consideras que tiene el poder para sanarte.

Mi intención es ayudarte a comprender un poco mejor cómo tus células funcionan, ya que te facilitará comprender cómo tu cuerpo puede sanar. Cada día, tu cuerpo pierde cientos de billones de células de forma normal. Las células tienen sus ciclos de vida, y luego mueren para ser reemplazadas por otras células nuevas. Esto es un proceso normal y vital para que tu cuerpo tenga un estado de homeostasis. Las células madres siempre están esperando la señal de tu organismo para reemplazar cualquier tipo de célula. Pueden reemplazar células del cerebro, corazón, músculos, huesos, páncreas, intestinos, etcétera.

El reconocido biólogo Bruce Lipton, quien me inspira grandemente, ha dedicado gran parte de su vida al estudio de la célula y lo que ha encontrado es realmente asombroso. Podemos entender que lo que determina el futuro de las células es el medio (el ambiente) en el que crecen, no la genética. Esto ha revolucionado la biología, pues es muy diferente a lo que se creía: no son los genes lo que determinan el futuro de la célula sino el ambiente en el que se encuentra.

Tu cuerpo es un gran conjunto de células y microorganismos. Al mirarte, podrías pensar que eres una sola entidad, pero en realidad tu cuerpo es una gran comunidad de células y microorganismos. El medio o el ambiente en donde viven

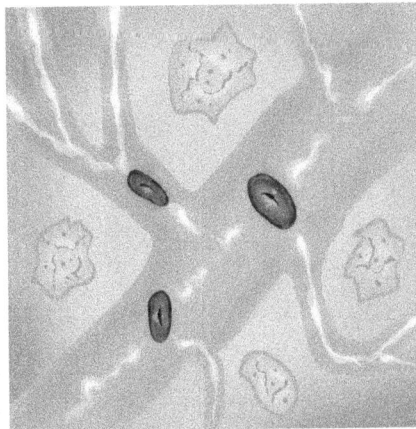

tus células es tu sangre. Las condiciones del ambiente de tu sangre determinan el futuro de tus células y la respuesta genética, en otras palabras, tus genes siguen la orden según el ambiente de la célula. Tu cerebro, el gran director de orquesta del cuerpo, determina qué químicos tendrá tu sangre. Y esa determinación la hace de acuerdo a la percepción de tu mente.

Tú cambias la química en tu sangre al cambiar la perspectiva de tu mente. Tu cerebro traduce la percepción de tu mente a la química que usará tu cuerpo. Por ejemplo, tu percepción de amor, compasión y cooperación genera oxitocina, dopamina y hormona de crecimiento. Esta es la química que favorece la vitalidad y el crecimiento de tus células.

En cambio, si tu mente percibe miedo, tu cerebro traduce la percepción de miedo a una química para tu sangre de una manera muy diferente; estará compuesta de hormonas de estrés como cortisol y agentes inflamatorios. Esta es la química para proteger y sobrevivir, no para crecer.

La membrana celular (la parte exterior de la célula) actúa como el cerebro de la célula. Tiene receptores para obtener señales del ambiente externo e interno de la célula y convertir la información que obtiene en la biología necesaria para mantener la célula con vida. Es erróneo el concepto de que los genes controlan la biología. Tus genes se comportan conforme a las señales que recibe la membrana celular en torno al ambiente.

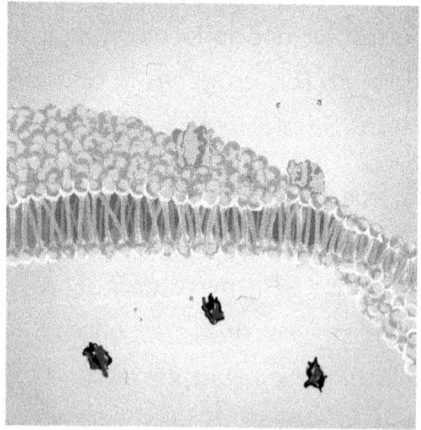

En otras palabras, tus genes esperan la señal de cómo y cuándo activarse.

¿Has escuchado de la remisión espontánea? Si investigas, te darás cuenta de la multitud de historias alrededor del mundo. Remisión espontánea es cuando personas sanan enfermedades de forma instantánea en maneras que los doctores no se explican, pues no son médicamente posibles. Remisión espontánea es el hermoso resultado de una verdadera transformación de perspectiva. Cambio de perspectiva significa cambio en la química que genera tu cerebro para el ambiente de las células en tu cuerpo.

El poder de sanar está en la conciencia y no en la genética de la persona. Tu biología será de acuerdo a tu estado de conciencia. Esta nueva biología de la epigenética te empodera, porque puedes cambiar tu creencia de ser víctima de tu genética a ser creador de la expresión de tus genes.

De querer a lograrlo

Podrías cuestionarte y pensar que no es tan fácil sanar solo con cambiar tu perspectiva, y estoy de acuerdo en parte, porque tienes programas en tu subconsciente muy arraigados que puedes reprogramar para que den soporte a tu mente consciente.

Tu mente se divide en dos: subconsciente y consciente. Te recuerdo que la mente subconsciente son instintos y hábitos, lo que haces de manera automática, lo cual corresponde aproximadamente a un 95% de tus acciones. Es la programación primordial que se formó en tu mente desde antes de nacer hasta aproximadamente los siete años de edad. No proviene de tus anhelos personales, se formó de observar a otros, como a tus padres, tus hermanos, maestros, etcétera. De esta manera obtuviste conductas copiadas de otros, las cuales no señalan tus verdaderos deseos sino los programas que aprendiste de niño.

Por otro lado, tu mente consciente es la parte que crea, tiene aspiraciones, desea y anhela. Es la parte que quiere sanar y estar bien. Puede ser que tu subconsciente no tenga la programación adecuada para apoyar a tu consciente. Si de niño se te enseñó la falta de poder y limitaciones, esos son programas que tomaste de otros y no de ti mismo. Por esta razón luchas para exteriorizar lo que tu consciente quiere.

Mente subconsciente	Mente consciente
Instintos	La parte que quiere sanar
Hábitos (pasado)	Momento presente
Lo que haces de manera automática	Presta atención a detalles
95% de tus acciones	5% de tus conductas y decisiones
Programación primordial (antes de nacer hasta aproximadamente siete años de edad)	Inteligencia intelectual
Formada de observar a otros	Racional
Conductas copiadas	Creadora
No proviene de tus anhelos personales	Muestra tus verdaderos anhelos
No señalan tus verdaderos deseos	Tus verdaderas aspiraciones
Cómodo y conocido	Desconocido y posible

Reconocer cuál es la programación de tu subconsciente es el primer paso; te da la oportunidad de cambiar hábitos de pensar y de actuar que no van alineados a tus verdaderos anhelos, y así puedes cambiar tu salud y tu vida. Eliminar programas limitantes que aprendiste desde niño puede tomar práctica. Puede ser que no cambies tu programación de un día para otro, pero lo lograrás si es tu intención genuina hacerlo.

Puedes volver a escribir la programación de tu subconsciente con programas que apoyen los anhelos de tu consciente, que te liberen de enfermedades y te ayuden a vivir una vida más plena. Muchas veces, tu subconsciente se asocia con tus áreas cómodas, con lo que ya conoces. Quiere mantenerse en lo habitual.

Te comparto algunos consejos prácticos que pueden ayudarte en el proceso de reprogramar tu subconsciente. Repásalos cuanto sea necesario hasta que se hagan parte de ti.

- Hazte amigo del cambio. Deja que la vida fluya a través de ti. Descubre el poder y la gran oportunidad que radican en lo desconocido. Abre tu mente y tu corazón para que tengas la oportunidad de ver que eres guiado y que todo se acomoda de forma perfecta. Si estás dispuesto a ver lo que es posible, lo verás. Solo verás milagros cuando en realidad esperes verlos.

- Date permiso de reconocer la abundancia que está en ti y en todo lo que te rodea. Piensa que eres parte de ella y ella es parte de ti. «No eres una gota en el océano. Tú eres el océano entero, en una gota.» -Rumi. Estás rodeado de abundancia y la puedes ver por todos lados, como en el interminable cielo con su hermoso contraste de colores. Las flores por donde caminas, el pasto verde, las plantas, los pájaros en los árboles son todos resultados de abundancia. Mira también la abundancia de tu cuerpo, con trillones de células y microorganismos. Vive sabiendo que ese mundo de abundancia fue creado para ti. El límite lo determina tu pensamiento. Mírate, reconoce que eres la creación más perfecta y alta de tu Creador y que la abundancia que ves está disponible para ti.

Puedes vibrar más alto al reconocer que si algo está en tu mente, le puedes dar forma. Construye en tu mente el tipo de vida que deseas tener. Tienes la habilidad de darle forma. Hay abundancia en cada aspecto de tu vida. Lo que define a cada persona viene de su estado de conciencia. Eres un ser espiritual siempre expandiéndose, siempre creciendo. Ten este concepto de abundancia en tu subconsciente. Eres un ser abundante en cada aspecto de tu vida y en cada célula de tu cuerpo. Abre tu mente y tu corazón a lo bueno, ya que es tu derecho al nacer. La abundancia que puedes ver en otros está disponible para ti, es real, no es una fantasía. Reconoce la abundancia que está en ti y en todo lo que te rodea.

• Rodéate de apoyo positivo y constructivo. Asegúrate de que las áreas en donde estás mayormente te ofrezcan ese apoyo continuo. En tu oficina, tu casa y aun en el carro, mantén mensajes pegados de frases claves que te ayudan a reprogramar tu subconsciente. Entre más las veas, más serán parte de tu nuevo subconsciente. Escucha afirmaciones e inspiraciones desde temprano en la mañana y antes de dormirte, ya que en esas horas tu cerebro se encuentra en las onda *theta*, las cuales son las que te ayudan a reprogramar tu subconsciente. Recuerda, tu subconsciente se formó durante tu niñez, cuando las ondas *theta* eran las que gobernaban tu cerebro de niño. Rodéate de gente que te de soporte e inspiración. Reconozco el gran valor que mis mentores han aportado en mi vida, tanto personal como profesional. Todos necesitamos de alguien que en ciertos momentos pueda ayudarnos a tener una visión más amplia. Vivimos en un mundo de cooperación, y estar abiertos al apoyo que otros nos pueden ofrecer es una gran virtud y a la misma vez podrás también enriquecer otras vidas. «Nos elevamos al levantar a otros.» -Robert Ingersoll.

- Habla de lo que anhelas lograr como algo ya existente en el presente, agradecido por ello como si ya lo tuvieras. Crea en el momento presente la experiencia en tu corazón de tener lo que deseas. Mantén vivo el sentimiento que produciría tener lo que anhelas; de tu corazón mana la fuerza para crear. Así es como la oración funciona: no obtenemos lo que pedimos, si no lo que por fe y sin dudar creemos en nuestro corazón como ya existente en la vida (Mateo 21:21-22 y Marcos 11:24). Cambia tu perspectiva sobre el mundo. Al pedir algo, estamos inconscientemente afirmando que no tenemos lo que buscamos. El puente de unión entre nosotros y lo que anhelamos es la fe, la creencia plena en nuestro corazón. Estos son principios cuánticos que se aplican a la espiritualidad. Por eso menciono que estamos viviendo en un tiempo donde la ciencia y la espiritualidad se unen. Puedes percibir tu oración como algo que ya tiene respuesta, sentirla ya existente. Ve al lugar interno de gozo y de lágrimas de felicidad. Por ejemplo, al orar por lluvia, disfruta y aprecia cómo se siente el agua en el cuerpo, huele el aroma de la tierra mojada y da gracias por ello. «Por tanto, os digo que todo lo que pidiereis orando, creed que lo recibiréis, y os vendrá» - Marcos 11:24 (RVA 1960).«Respondiendo Jesús, les dijo: De cierto os digo, que si tuviereis fe y no dudareis no sólo haréis esto de la higuera, sino que si a este monte dijereis: Quítate y échate en el mar, será hecho. Y todo lo que pidiereis en oración, creyendo, lo recibiréis»- Mateo 21:21-22 (RVA 1960).

- Crea un espacio para visualizar el tipo de legado que quieres dejar. Ten en mente la imagen en grande del deseo de tu corazón. ¿Qué estarías haciendo ahora mismo si tuvieras todo el tiempo y el dinero imaginado? Tu trabajo es conocer lo que tienes que hacer; del «cómo» se encargará tu Creador.

- Identifica cuáles son tus pensamientos limitantes. Puede haber algunos muy escondidos porque están arraigados a tu subconsciente desde muy pequeño. Comienza a identificarlos para poderlos cambiar.

- Crea el hábito de escribir razones por las cuales estás agrdecido todos los días. Puedes tener un diario al lado de tu cama. Esto hará que tu mente esté consciente de lo que ya tienes en lugar de lo que necesitas. Nada te traerá tanta abundancia en cada área de tu vida como la gratitud.

CONSTRUCTOR #4:

Alimentación divina a tu medida

¿Tu estilo de vida apoya tu salud?

Alimentarte de la manera que tu Creador diseñó para tu cuerpo es lo que llamo alimentación divina. La humanidad solía comer de forma natural lo que la tierra nos da; ahora comemos de forma artificial lo que la industria alimentaria produce. La industria de la comida procesada comenzó en 1910 tras el invento de las grasas trans. Ya para el año 1940 había crecido dramáticamente, y estamos viendo los resultados de ese tipo de alimentación en la salud.

No importa cuál haya sido tu alimentación en el pasado, el tiempo más importante para ti es el ahora, porque ahí radica tu poder para tomar decisiones y crear cambios. Elevar tu conciencia en el presente hace que tomes tus decisiones desde tu esencia. Tu poder comienza con la claridad de lo que eres y lo que significa alimentar tu cuerpo de forma consciente. Las recomendaciones de alimentación que te comparto en este capítulo son parte de un estilo de vida que apoya tu cuidado de salud. Están basadas en una visión vitalista, la cual reconoce la inteligencia innata dentro del cuerpo.

Como sociedad, hemos olvidado de dónde venimos. Al nacer, llegaste a un planeta que tiene todo lo que necesitas para nutrir tu cuerpo: toda la comida de la tierra, fresca y llena de nutrientes da vida a tu organismo. No podría ser de otra manera, fuiste creado en amor, en un planeta de amor donde todo lo que necesitas se te ha provisto.

No podemos esperar tener vida en nuestro cuerpo si solamente lo alimentamos con comida sin vida. Mira la naturaleza como la fuente de tu alimento, reconoce y adopta en tu estilo de vida los alimentos que tienen vida y minimiza lo procesado, manteniendo el equilibrio, la variedad y la moderación.

Ingiere los alimentos que la naturaleza diseñó para ti

Observar la naturaleza siempre nos ayuda a comprender todo mejor. Permite que su paz y quietud te enseñe; tómate el tiempo para contemplar los detalles que te rodean, porque regresar a la naturaleza es regresar a tu origen aquí en la tierra. Aprender de ella y cuidarla te da vida. Enfócate en todo alimento que venga de la tierra porque tiene vida y, por consiguiente, te da sustento.

Al preguntarte qué puedes comer, responde a lo siguiente: ¿de dónde vino ese alimento: de un árbol, planta, raíz, semilla? ¿Vino de tu Creador? Si consumes carne o productos de origen animal, pregúntate: ¿de qué se alimentó ese animal y cómo fue criado? Por ejemplo, los huevos de gallina que desayunaste esta mañana, ¿vinieron de gallinas felices que caminan libremente, veían el sol y se alimentaban de la tierra o, por el contrario, vivían encerradas y llenas de estrés sin ver la luz del sol, y peor aun, sus cuerpos crecieron llenos de hormonas y antibióticos?

Es fácil discernir una vez eleves tu conciencia para reconocer la comida que fue diseñada para ti. Si evaluamos qué comen los animales más fuertes de nuestro planeta, como por ejemplo los caballos y los gorilas, vemos que obtienen sus nutrientes directamente de la tierra. Una sola patadita de un caballo puede tumbar a una persona. ¿De dónde obtienen la fuerza de sus huesos? Proviene de los nutrientes de las plantas que consumen y no de los productos de otros animales o de lácteos, que pudieras pensar son necesarios para tener huesos fuertes y sanos.

Aliméntate de lo que fue diseñado para que comas, con lo que la naturaleza te ofrece.

El ser humano quiere probar y comer todo lo que sea posible. ¿No te parece increíble que los paquetitos pequeños que evitan humedad, que encuentras en tu caja de zapatos nuevos o en un bolso nuevo, tienen que decir claramente «no comer»? Lo más seguro es que quisiéramos probarlo si no estuvieran esas palabras tan explícitas.

Adaptarte a una alimentación más cercana a la naturaleza, más limpia y fresca puede tomar tiempo, porque desde pequeño estás programado para comer de cierta manera. Comienza con los alimentos que ya conoces, y ve poco a poco probando nuevos alimentos frescos. Abre tu mente y paladar a nuevos sabores. Te comparto una tabla con algunos de los alimentos súper nutritivos, clasificada por los nutrientes que ofrecen y sus funciones principales.

Siete súper alimentos

(contenido de https://www.mercola.com/infographics/superfoods.htm)

Súper alimento	Contenido	Algunas de sus funciones
Espirulina	Clorofila (oxígeno), amino-ácidos: 65% - 71% proteína completa, lo cual representa 22% más proteína que la carne de res; variedad de vitaminas y minerales: vitamina A, E,D, B1, B3, B6, B12, hierro, zinc, ácido fólico, ácidos grasos esenciales, ácidos nucleicos, numerosos antioxidantes.	Protege tu sistema cardiovascular, baja el riesgo de cáncer, mantiene tu presión sanguínea y el colesterol en niveles óptimos, apoya el crecimiento de la buena bacteria en tu estómago, ayuda a combatir infecciones de cándida, provee soporte para las alergias.
Chlorella	Ácido gamma-aminobutírico (GABA), hierro, vitamina B12, folato, aminoácidos completos.	Ayuda a mejorar la sensibilidad a la insulina, normaliza la presión sanguínea y los niveles de azúcar, incrementa niveles de energía, ayuda con tu habilidad de concentrarte y enfocarte, apoya los procesos de eliminación de toxinas incluyendo metales como el mercurio.
Coles de bruselas	Magnesio, fósforo, vitaminas A, K, C, B6, B12, tiamina, potasio, folato, cobre, manganeso, hierro, calcio, alta cantidad de fibra.	Apoya tu sistema inmune, produce enzimas que ayudan a limpiar tu cuerpo de toxinas que causan cáncer, asiste en combatir enfermedades al tener propiedades detoxificantes, promueve un DNA saludable, su contenido de potasio ayuda al corazón y a la presión sanguínea, asiste en la fortaleza de tus huesos.
Col rizada	Antioxidantes luteína y zea-xantina, vitaminas A, B y C, calcio, fibra, hierro, clorofila, índole-3-carbinol, 9 aminoáci-dos esenciales, omega 3.	Ayuda a tu estómago, hígado y sistema inmune, beneficia el sistema respiratorio, protege contra el cáncer, ayuda a mejorar niveles de colesterol.
Brócoli	Vitamina C, E, flavonoides quercetina y kaemferol, beta-carotenos, luteína, sulfurofano, vitamina K, folato, calcio, fibra.	Ayuda a tu sistema digestivo, promueve la detoxificación, apoya tu cuerpo para evitar o combatir el cáncer, hipertensión, alergias, diabetes, osteoartritis.
Alcachofas	Vitamina C, K, magnesio, manganeso, cobre, potasio, fósforo, fibra, antioxidantes y fitonutrientes como quercentina, rutina, ácido gálico y cinarina.	Apoya el sistema digestivo y el hígado, ayuda a normalizar niveles de colesterol y triglicéridos.
Açaí Berry	Antioxidantes, antocianinas, hierro, calcio, vitamina A, aminoácidos.	Apoya tu sistema inmune, aporta beneficios anti-envejecimiento, ayuda a mejorar tu energía, destruye células cancerosas.

Salir de tus zonas de comodidad alimenticia puede traer cambios grandes y positivos para tu salud. Piensa que es un camino de aprendizaje en lugar de una pelea de poder. Ten un sentimiento de amor y compasión hacia ti mismo, y siempre agradece las nuevas oportunidades que cada día te trae. Si tienes niños, sé flexible cuando introduces cambios para que los sientan de manera más positiva y sean más sostenibles.

Los niños aprenden por lo que ven. Tienen que mirar a papá o mamá comer conscientemente sano para que ellos puedan hacer lo mismo. Recuerda que su subconsciente se está formando al mirarte a ti. Involucra a tus hijos en la preparación del menú y de las comidas siempre que sea posible. Puedes permitirles escoger sus meriendas. Rodéate de gente que esté en el mismo camino que tú y comparte recetas con ellos.

Aprovecho para compartirte una experiencia linda en nuestra práctica. La misión en nuestra oficina es «amar, educar y ajustar a todo paciente que busca nuestra ayuda». La parte de la educación es vital para nuestros pacientes, y cada mes impartimos talleres educativos. Uno de los favoritos es el taller de recetas. En el mismo los pacientes escogen una receta saludable, llena de nutrientes, y la preparan en su casa para traerla al evento.

Sin duda gozamos al ver cómo se desarrollan comunidades y se crean lazos al compartir recetas y comidas saludables. Todos reconocen que no son los únicos buscando salud. La comida es siempre exquisita y tiene el poder de unir. Tal vez te sorprenderá ver que tienes mucha gente a tu alrededor que calladamente está haciendo cambios en su alimentación.

Para nutrir tu inspiración, puedes seguir en las redes sociales a chefs que cocinan con un enfoque en alimentos vivos o de la tierra, donde la visión esté en incluir una variedad de plantas, legumbres, vegetales, hortalizas, frutas, semillas y nueces. Un cambio sostenible puede tomar tiempo en darse. **Recuerda que no es una dieta, es un estilo de comer sano que apoya las funciones de tu cuerpo.**

¿De qué materiales quieres construir tu casa? Me imagino que deseas los de mejor calidad. Tu cuerpo es tu primera casa, así que opta por los alimentos (materiales) de la mejor calidad para construirlo. Reconoce que lo que desayunaste hoy o lo que tuviste de almuerzo o cena se está convirtiendo, gracias a la inteligencia innata de tu cuerpo, en células de páncreas, corazón, hígado, piel, etcétera. Tú decides cada día la calidad con la que crearás tu casa.

¿Cuál es la mejor alimentación para ti? Pudiera ser que batallas para saber con exactitud qué puedes comer. Te propongo escuchar tu cuerpo, estar consciente de qué es lo que ayuda y beneficia.

Tarde o temprano te darás cuenta de que la mejor alimentación es una que te acerca a la naturaleza.

Hay muchas clasificaciones hoy en día, tantas que hasta pudieran llevarte a una confusión. Muchos nombres para diferentes maneras de comer. Aprende a escuchar tu cuerpo y verás que tienes la capacidad de discernir cuál es la mejor. Siempre recuerda que sea cual sea, la ideal siempre te lleva de nuevo a la alimentación que proviene de la naturaleza. Algunas clasificaciones de diferentes maneras de comer son:

- Vegana - omite todo tipo de producto animal, incluyendo huevos, lácteos, miel o gelatina.
- Vegetariana - omite carnes y mariscos pero se consumen lácteos y otros productos de origen animal, como la miel.

- Flexitariana - comen mayormente una dieta vegetariana pero consumen carne de vez en cuando.

- Pegana - se enfoca en comer vegetales, frutas, nueces, semillas, carne, pescado y huevos mientras evita lácteos, legumbres, granos, azúcar y alimentos procesados.

- Alimentación basada en plantas – se consumen alimentos derivados de las plantas como los vegetales, granos, semillas, legumbres y frutas, con poco o nada de productos animales.

- Crudi-vegana - se consumen alimentos que provienen de la tierra y se encuentran en su estado natural, estrictamente orgánico y vegetal, y omite completamente el consumo de cualquier carne o derivado de origen animal.

- Pescetariana - se enfoca en comer pescado, mariscos y otras formas de productos de origen animal como los lácteos, pero no comen pollo, res y cerdo.

- Keto - baja en carbohidratos, alta en buenas grasas y proteínas de origen animal o vegetal.

- Paleo - se enfoca en carnes limpias, pescado, frutas, vegetales, nueces y semillas, evitando lácteos, legumbres y granos al igual que todo lo procesado.

La forma de comer también depende del lugar donde se vive. Por ejemplo, los inuits en el norte de Alaska, Canadá y Groenlandia tienen una alimentación baja en carbohidratos pero alta en grasas y proteínas. Son ejemplo de una población con muy bajos niveles de aterosclerosis, hipertensión y hasta caries dentales en comparación con las poblaciones más occidentalizadas.

Otro gran ejemplo es la población de las islas de Okinawa en Japón, un país con mayor esperanza de vida y con más centenarios. Al ver con detalle esa cultura te das cuenta de que comen alimentos de temporada y eligen dejar que la naturaleza marque el ritmo, y no recurrir a vegetales de otros lugares o de cultivo forzado en invernaderos. De esta forma no se altera la naturaleza de los alimentos, comen lo que la naturaleza les da. En general, la alimentación japonesa tiene una alta tasa de hidratos de carbono encontrados en verduras, frutas y cereales enteros como el arroz. Sus pescaderías y carnicerías están llenas con sus productos frescos.

Te animo a comer conscientemente y a tomar nota de cómo tu cuerpo responde a los alimentos que ingieres. Mira la energía o la poca energía que te proporcionan. Analiza las sensaciones que tiene tu cuerpo después de comer lo que hayas elegido ingerir y determina si hay algún dolor en alguna parte de tu cuerpo, como por ejemplo, un dolor de cabeza, dolor en tus manos, inflamación en tu estómago, etcétera. Encontrarás tarde o temprano que tu cuerpo quiere que busques alimentos de la tierra, frescos y limpios. Al escuchar tu cuerpo conscientemente, aprenderás a discernir qué es lo mejor para ti.

Los tres desaciertos de la alimentación moderna

Hoy en día, gran parte de la alimentación moderna consiste en comida procesada, la cual en su mayoría contiene los tres peligros más grandes de la alimentación moderna: químicos, azúcares y grasas malas.

1) Químicos - elige lo menos nocivo

La realidad es que estamos expuestos a toxinas o químicos cada día. De hecho, tu cuerpo produce sus propias toxinas o desechos como resultado de todas sus funciones. A estas toxinas se les conoce como desechos endógenos (dióxido de carbono, amoniaco y radicales libres).

Tu cuerpo, de manera innata, sabe cómo sacar las toxinas y limpiarse a sí mismo.

Pudieras considerar que no hay mucho que puedas hacer para controlar los químicos o toxinas producidas fuera de tu cuerpo (toxinas exógenas), que se encuentran en medicamentos y vacunas, comida procesada, el aire que respiras, el agua que bebes o en los productos que usas[25]. **Es totalmente posible vivir libre de medicamentos al tener un estilo de vida sano que reconozca los constructores de salud y vida expuestos en este libro.**

Siempre estará en tu mano elegir los alimentos y productos menos nocivos, más naturales, locales y de temporada.

Una sobrecarga de químicos o toxinas externas puede interferir con la habilidad innata de tu cuerpo de limpiarse o detoxificarse a sí mismo y llevarlo a un estado de enfermedad.

Las estadísticas en Estados Unidos son muy impactantes. Por ejemplo, cada año se usan más de 800 millones de libras en herbicidas[26]. En el cuerpo de un adulto promedio se pueden encontrar más de 160 químicos industriales[27]. Hay aproximadamente 80,000 químicos registrados para uso cotidiano[28]. Algunas señales de altos niveles de químicos o toxicidad en tu cuerpo pueden ser dolor en las coyunturas, problemas de la piel, estreñimiento, cansancio, dificultad para dormir, dolor de cabeza, sinusitis, dificultad para concentrarse e irritabilidad entre otras cosas. Todas estas son señales que tu cuerpo te dá para avisar: te avisa, te avisa, y te sigue avisando. Escúchalo, ya que de otra manera la cantidad de toxicidad en tu cuerpo puede enfermar tu organismo gravemente.

Busca evitar alimentos que vienen con hormonas, vacunas, pesticidas, fertilizantes, antibióticos y aditivos químicos, como también todo tipo de endulzante artificial y de dieta, ya que estos son altamente cancerígenos e inflamatorios. Procura eliminar los alimentos transgénicos o modificados genéticamente, mejor conocidos como Organismos Genéticamente Modificados (GMOs por sus siglas en inglés). Estos son alimentos en los cuales el material genético fue manipulado artificialmente, muchas veces en un laboratorio a través de la ingeniería genética.

Más y más países están notificando al consumidor sobre cuáles alimentos son libres de material genético y lo puedes leer en las etiquetas: en inglés se ven como *non-gmo* y *organic*. Si decides cambiar a una alimentación orgánica y consumes carne, te recomiendo comenzar con los productos de origen animal, ya que los químicos de la carne común se pueden «bio-magnificar» en tu organismo. Por tal razón, procura que sea carne de animales que se hayan alimentado y criado libres de químicos.

Quiero aclarar que no es necesario comer carne para obtener la cantidad de proteína diaria necesaria para el funcionamiento apropiado de tu cuerpo. Siempre puedes obtener proteína de fuente vegetal. Aquí te doy algunos ejemplos de alimentos con alto contenido de proteína: habichuelas o frijoles, legumbres como los garbanzos y lentejas, quinoa, amaranto, centeno, arroz silvestre o basmati, avena, nueces, cacahuate, almendras, germen de trigo, aguacate, coco fresco, espinacas, alga espirulina, berro, batata o camote, semillas como las de calabaza, ajonjolí, cáñamo, sésamo, girasol, chía, edamame, chícharos, tempeh y tofu, entre otros.

Pudieras considerar que es costoso comer sano o libre de químicos, pero todo depende de tu perspectiva y prioridades. Todos gastamos en lo que consideramos prioridad. ¿Sabes cuánto cuesta un tratamiento de cáncer? ¿Tienes idea de lo que cuesta una sesión de diálisis? Piensa que, al comer sano, estás invirtiendo en tu salud para después no tener que invertir en tu enfermedad. **Cuidar tu salud jamás será más costoso que cuidarte durante una enfermedad.**

Recuerdo una vez hacer fila en un supermercado cuando, de pronto, la señora frente a mí miró con atención mi carrito de compra para luego decirme: «¡wow, eso te va a salir costoso!». La miré con una sonrisa y amigablemente le respondí: «esto representa el plan de salud de mi familia y mío. Lo que invierto aquí, lo ahorro en medicamentos y hospitalizaciones.» De ahí seguimos hablando, y a la fecha de hoy es una de las pacientes más fieles en nuestra oficina.

Si tienes el tiempo y la disposición, puedes crear tu propio huerto orgánico en casa; sería lo ideal para ti y tu familia. Imagina alimentarte de tu propio huerto e inspirar a tus hijos o nietos a hacer lo mismo. Puedes también apoyar los mercados de agricultores locales que puedan darte la seguridad de que los alimentos que ofrecen se producen de manera sostenible.

2) Lo no tan dulce del azúcar

Azúcar es un término genérico para identificar los carbohidratos simples. Están en casi todo lo procesado. Están en la mayonesa, el ketchup, panes, cereales, jugos, refrescos, dulces, comida de bebés, cereales refinados y la lista sigue.

Consumir azúcar es sumamente adictivo y tóxico para el organismo.

El azúcar tiene la habilidad de debilitar tu sistema inmune casi de manera inmediata, impactando de manera negativa tus niveles de energía[29]. El azúcar en tu organismo crea inflamación en tu cuerpo[30]. Es el alimento principal de patógenos y células cancerosas[31]. Está asociado con mayores niveles de depresión tanto en hombres como mujeres[32, 33].

Otro de sus efectos realmente importantes en tu organismo es el impacto que produce en los telómeros de tus células, ya que el azúcar acelera el proceso de su acortamiento, reduciendo así la función de tus células[34]. Los telómeros son el escudo protector de las células, es la parte del cromosoma que se acorta con el paso de los años y con cada división de las células para multiplicarse y regenerar tejidos y órganos de tu cuerpo.

La industria de la comida tiene muchos nombres para diferentes azúcares. El que más te exhorto a evitar es el jarabe de maíz, conocido en inglés como *high fructose corn syrup*, ya que es altamente tóxico. Lamentablemente, está añadido en la gran mayoría de comidas procesadas. Para endulzar tus comidas o bebidas, te sugiero utilizar el azúcar de coco, la hoja entera de stevia en polvo o líquida, el azúcar de la fruta de monje que en inglés se conoce por *monk fruit* o *Luo Han Guo*, agave, miel de abeja, o frutas secas como los guineos maduros o dátiles.

El pan refinado y el arroz blanco se convierten en azucar rápidamente. Si consumes panes, procura que sean los más artesanales posible, libre de harinas procesadas, químicos y azúcares añadidas. Por ejemplo, puedes escoger un pan de centeno, millo, casabe, kamut, yuca o espelta.

Cambia el arroz blanco por arroz integral, basmati, jazmín, silvestre o millo, quinoa y couscous. Modifica el cereal refinado por cereales integrales como el germen de trigo, avena, cebada, millo, quinoa, amaranto, kamut y saraceno. Cambia las harinas blancas por harinas y pastas integrales menos refinadas o procesadas como la de yuca, almendra, calabaza, garbanzo, coco y quinoa.

Aprenderás que siempre hay una alternativa sana para lo que acostumbras comer. Todo es cuestión de querer encontrar los alimentos menos procesados y más cercanos a la naturaleza. Encontrarás multitud de nutrientes y propiedades beneficiosas para tu salud.

3) Grasas - evita las malas y aumenta las buenas

Las grasas son una parte esencial de tu alimentación y de vital importancia en tu organismo. Para que tengas una idea de su importancia, cada una de las células de tu cuerpo tiene una membrana celular formada de grasas en un 50% de su peso[35.] Esta membrana facilita la comunicación entre ellas, su movimiento y fluidez, la permeabilidad selectiva de las moléculas que atraviesan y la transducción de señales.

El 60% de tu cerebro es grasa, y para mantener una función cerebral óptima, necesitas ácidos grasos (omega-3 y omega-6) de alta calidad, sin daños, junto con antioxidantes que los protejan de la oxidación. Tu cuerpo no puede vivir sin las buenas grasas, por eso la importancia de alimentos que aportan grasas saludables.

Regresa a los alimentos enteros de donde se derivan las buenas grasas. Por ejemplo, pescado azul, silvestre o de mar profundo que no sea criado en granjas y nueces y semillas como la chía y el cáñamo. Si deseas aceite de aguacate, utiliza el aguacate en sí. Si deseas aceite de linaza, utiliza las semillas de lino. Si deseas aceite de semillas de sésamo, utiliza semillas de sésamo, nueces, frutos secos o aceite de coco biológico (prensado en frío).

Para cocinar, utiliza el aceite de la semilla de la uva, el cual tiene un poder nutritivo muy alto, rico en proteínas, minerales, vitaminas y antioxidantes. También es el aceite más resistente a saturarse por altas temperaturas y esto lo hace el mejor para cocinar. Otros aceites para cocinar pueden ser el de aguacate y el de coco. Las buenas grasas o aceites esenciales son grasas poliinsaturadas, necesarias para las diferentes funciones de tu sistema nervioso como la buena memoria, el equilibrio emocional, las adaptaciones sociales, atención, aprendizaje, agilidad mental y prevención de envejecimiento cerebral.

Es de vital importancia incorporar las buenas grasas desde la niñez, ya que es cuando el cerebro se está formando con más rapidez.

Sin embargo, no todas las grasas te benefician. Las que encuentras en los aceites vegetales, los cuales predominan en las comidas procesadas y fritas, comidas rápidas y pastelería industrial, se conocen como grasas transgénicas, o «trans»[36]. La grasa transgénica fue la primera comida procesada que entró en la industria de alimentos desde el 1910. En su fabricación se añade hidrógeno al aceite vegetal con el fin de incrementar el tiempo de preservación de la comida procesada y que conserven su sabor.

Las grasas transgénicas reaccionan con el oxígeno y crean radicales libres durante su metabolismo[37]. Cuando el cuerpo tiene alta cantidad de radicales libres y los antioxidantes no son suficientes para contrarrestar sus efectos, se produce el estrés oxidativo, el gran productor de enfermedades crónicas que conocemos hoy en día. El estrés oxidativo cambia la estructura y función de la célula, por eso es que favorece la aparición de diferentes enfermedades. Esto apaga tu sistema inmunológico.

Algunas de las enfermedades más comunes relacionadas con las grasas trans son: enfermedades cardiovasculares, cáncer, diabetes, alergias, obesidad y condiciones neurológicas. Contrarrestar la acción de radicales libres es posible si provees a tu cuerpo los antioxidantes necesarios encontrados en las vitaminas, minerales y enzimas que se sintetizan en el organismo a partir de de una alimentación real y viva. Tu objetivo es buscar la comida más cerca de su estado natural o, como lo veo yo, su estado divino.

Otro factor no favorable de los alimentos procesados es el hecho de que entorpecen el proceso de saciedad del cuerpo. En julio de 2019 el *Cell Metabolism Journal* publicó un estudio[38] sobre cómo la comida procesada entorpece el proceso de saciedad en tu cuerpo, haciendo que ingieras mayores cantidades.

El grupo de veinte participantes se dividió en dos: a diez de ellos se les dió comidas altamente procesadas, mientras que a los otros diez recibieron alimentos completos y no procesados. Los alimentos contenían la misma cantidad calórica, carbohidratos, proteínas, grasas y fibra. Las personas podían comer hasta estar satisfechos.

Los resultados mostraron que los que comían alimentos procesados comieron una media de 508 calorías más al día, y en solo dos semanas los participantes que ingirieron la comida procesada ganaron en promedio un kilo de peso, mientras que los que comieron alimentos no procesados perdieron un kilo.

Mucha de la comida procesada tiene deficiencias de muchos nutrientes, lo que puede estimular un mayor consumo. El estudio también mostró una gran diferencia en los valores hormonales. Las personas que comían alimentos frescos sin procesar mostraron niveles más altos de la hormona peptide YY (PYY), la cual suprime el apetito, así como también se encontraron niveles más bajos de grelina, la hormona que produce hambre.

En cambio, el grupo de personas que se alimentó con comida procesada mostró niveles más bajos de las hormonas supresoras del apetito (PYY) y niveles más altos de las hormonas que crean apetito (grelina). Fue evidente que el grupo que ingirió alimentos procesados comía con mayor rapidez. La comida procesada es más fácil de comer, ya que es más blanda y fácil de masticar. Las señales de la saciedad llegan aproximadamente de quince a veinte minutos después de estar saciado. Por esta razón, es importante ingerir alimentos de manera pausada.

Comiendo conscientemente en tu día a día

La alimentación sana no depende solo de lo que pones en tu plato o lo que preparas en tu cocina. Tiene mucho que ver con tu consciencia, con la percepción de tu mente.

Procura el balance. Ten equilibrio entre excederte y privarte al comer. Presta atención a tu cuerpo y sé consciente de cuándo tienes hambre y cuándo no. Cada día es diferente, y tu cuerpo tiene distintas necesidades fisiológicas; no tienes que comer las mismas porciones todos los días.

No estás obligado a comer solo porque es la hora de comer. Alimenta tu cuerpo hasta que tu inteligencia innata te haga saber que estás satisfecho y no hasta que termines el plato. Toma un espacio de tiempo para suplir alimentos a tu cuerpo, no es todo de una vez, ni mucha cantidad a la misma vez.

Tu sistema digestivo es similar a una fogata, donde la combustión aumenta si le agregas madera lentamente y se apaga si le echas mucha madera de una sola vez. Así mismo, tu digestión se lleva a cabo de una mejor manera cuando comes poco a poco. Come tranquilo, saborea y disfruta cada bocado que ingieres. Lo que comes y cómo comes es importante. **Detente cuando consideres que ya tu hambre está saciada. Recuerda que tu cerebro tarda aproximadamente de quince a veinte minutos en captar tu saciedad.**

No lastimes tu cuerpo tratándolo inconscientemente como un contenedor de basura al sentir presión por acabar tu plato y no querer tirar el sobrante, o tal vez consumiendo alimentos de la nevera antes de que se dañen. El famoso refrán: «lo que no mata te hace mas fuerte», no es muy certero. En realidad, lo que no mata de golpe te puede quitar la vida paulatinamente. Lo que más impacta tu salud y vida son los pequeños hábitos que haces diariamente.

No suspendas comidas para bajar de peso, ya que crearás el efecto opuesto, porque la inquietud y el hambre contenida te motivará a comer más de lo que requieres. Ámate y respeta tu cuerpo, ten un sentimiento de gratitud por él cada día.

Escribir cuáles son tus mayores antojos podría ayudarte a controlarlos: dulces, alcohol, embutidos, helados, antojos salados, etcétera. Podrás observar que la mayoría de la veces la razón por la cual tienes esa atracción tan exuberante hacia algún producto particular es la asociación de la comida con situaciones del día a día.

Mira detenidamente tu conexión con el apego. Contempla los hábitos que te opones a soltar, pregúntate si los resultados que obtienes son productivos. Soluciona las condiciones internas como el coraje, la impotencia, la ansiedad y la angustia.

Muchas veces los antojos encubren estados de ánimo. A mis dieciséis años de edad, pocos meses después de salir de mi hogar y de mi país, atravesé por una crisis de bulimia. Tenía episodios en donde dejaba de comer por muchas horas, incluso todo un día, para luego, al llegar la noche y no soportar el hambre, sorprenderme inconscientemente devorando todo lo que encontraba.

En la mañana siguiente, antes de que el sol saliera, estaba lista con mis tenis en la pista del parque cerca de la casa donde vivía. La culpa por haber comido tanto la noche anterior me ponía a correr por horas y horas, lograba correr por tres y hasta cuatro horas antes de prepararme para irme a la escuela. Tanto fue así que los vecinos pensaban que entrenaba para correr maratones de largas distancias.

Aunque disfruté ver los resultados de la atlética condición de mis piernas y la resistencia que había adquirido, cargaba una lucha interna, intensa y constante. La mayor enseñanza fue reconocer que estaba ahogando mis emociones con la comida, como si fuera literalmente una droga, para evadir la lucha interna que tenía al estar en medio de muchos cambios.

Extrañaba a mis padres y familia, mi país de origen y su cultura. A la misma vez, reconocía la gran bendición que tenía de vivir en el extranjero y tener las posibilidades de estudiar en un ambiente increíblemente sano, con gente realmente buena que marcó mi vida para bien. Sentía un dolor diferente, le llamo dolor de crecimiento interno; comprendí que todo era parte de algo mayor en mi vida.

Esa experiencia me enseñó que la fuerza está en hacer una pausa, mirar hacia adentro y reconocer esos sentimientos como parte de un proceso importante de crecimiento. Puedes confiar en que la vida está de tu lado y quiere apoyar los anhelos de tu corazón si tan solo crees lo suficiente. Aclara esos estados emocionales y hazles frente, aparta la comida a un lado, aprende a no asociarla con tu estado emocional al estar presente en tu mente.

Atrévete a soltar viejos hábitos y a crear unos nuevos y más beneficiosos para ti.

Determina lo que deseas crear física y emocionalmente. ¿Cuánta salud deseas tener? ¿Qué patrón de vida deseas vivir, sedentaria o activa? Visualiza y programa quién quieres ser. Tu energía irá a donde esté tu enfoque. Evita hablar mal de alguien, especialmente mientras comes. Abstente de criticar la manera en que los demás comen, si comen poco o comen mucho, si comen mal, porque las palabras se digieren.

Agradece siempre el regalo de la energía de la comida que consumes para transformarse en parte de tu cuerpo.

Práctica tener atención plena al comprar, cocinar, comer y hasta al lavar los platos. ¿Alguna vez has disfrutado lavar platos? ¡Se puede! Siente el agua en tus manos, aprecia las sensaciones y movimientos de tus manos y los objetos que limpias. Puedes estar consciente en cada detalle y así traer disfrute hasta a lo más simple de tu día.

La manera en la que comes es un reflejo de ti mismo, y esto se manifiesta en todo lo que haces. **Mantente plenamente consciente de que lo que ingieres se convertirá en células de tu cuerpo, así como tus vivencias se transforman en parte de tu vida.**

Busca siempre tener un sentimiento de agradecimiento por todo lo que el planeta y la naturaleza te da, por el desempeño de quienes trabajan la tierra y te muestran generosidad al preparar tus alimentos, y por los otros cuando te toca cocinar a ti, escogiendo alimentos llenos de vida y eliminando químicos siempre que sea posible.

Disfruta tu comida, fue hecha para disfrutarse, y no desaproveches la experiencia de compartirla con otros. Date cuenta de que cada experiencia, aunque pudiera parecer cotidiana y repetitiva, es única e irrepetible.

CONSTRUCTOR #5:

Oxigenación, agua
y movimiento

Agua - material creador de vida

Seguro que has escuchado que tu cuerpo está compuesto en un 60% - 70% de agua, dependiendo de la edad. Pero, ¿en realidad has pensado qué significado tiene este hecho? Tu cuerpo es más agua que cualquier otro compuesto[39]. Es el principal material de tus células, tejidos y órganos.

Para que lo veas un poco más claro, aproximadamente un 73% de lo que forma tu cerebro y tu corazón es agua[40, 41]. El 90% de lo que forma tu plasma es agua[42], 83% de lo que forman tus pulmones es agua, 64% de tu piel es agua, 79% de tus riñones y músculos es agua, 31% de lo que forman tus huesos es agua[43]. Increíble, ¿verdad?

Lo más impresionante para mí es saber que las moléculas del agua cambian de acuerdo a pensamientos y sentimientos que emitimos. Recuerda el famoso estudio de Masaru Emoto, donde estudia cómo los pensamientos y emociones impactan el mundo que te rodea. En otras palabras, el agua se comporta diferente dependiendo de cómo la veas. Mírala como material creador de vida, ten un sentimiento de amor y gratitud hacia el agua. Muchos países tienen la cultura de no tomar agua sin antes agradecer por ella.

Si tu cuerpo es aproximadamente un 60% - 70% de moléculas de agua y estas cambian de acuerdo a tus pensamientos y sentimientos, ¿cómo está tu cuerpo? Estar consciente del poder que tienes sobre tu cuerpo es muy importante. Date cuenta de que puedes diseñar tanto tu sanación como también tu enfermedad. **Tu cuerpo funciona con tus instrucciones. Dale a tus células instrucciones conscientes, dales el permiso para sanar.**

La vida depende del agua

El agua no es solo un líquido sin color y sin sabor. Te nombro algunos de sus beneficios vitales: eliminar toxinas, hidratar órganos, transportar nutrientes, oxigenar tus células y ayudar en todos los procesos metabólicos.

Pudieras observar y pensar que el agua es de lo más sencillo que hay. Si observas con detenimiento una molécula de agua (H_2O), te das cuenta que el porcentaje de oxígeno es ocho veces más grande que el de hidrógeno. El porcentaje de masa de los dos átomos de hidrógeno es igual a 11.11%, mientras que el porcentaje de masa de un átomo de oxígeno es igual a 88.89%. En otras palabras, más del 88% del del contenido del agua es oxígeno.

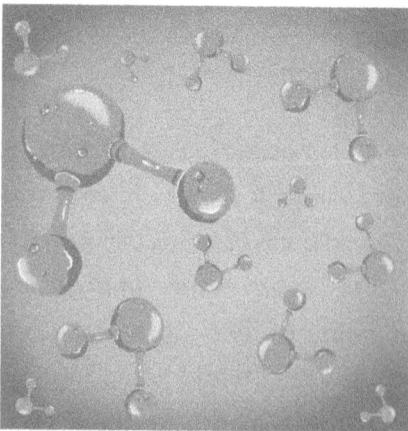

Es realmente fascinante que cuando bebes agua,

literalmente bebes oxígeno. El agua le da la habilidad a cada célula de respirar y llevar a cabo su combustión interna para generar energía[44]. El oxígeno crea combustión. No existe combustión sin oxígeno. Tener el metabolismo lento significa que hay una deficiencia en la creación de energía. Si aumentas el oxígeno, aumentas la combustión interna de cada célula. Algo tan simple como tomar agua es, a la vez, impactante.

¿Por qué esto no se informa al público? ¿Por qué no hay comerciales o propaganda explicando este hecho? ¿Por qué no empoderar más las vidas con esta verdad tan grande? Creo que ya sabes el por qué. El agua no deja tanto dinero como el medicamento.

Restaurar el metabolismo es similar a prender todas las luces de una casa que estaba parcial o casi totalmente oscura y tenebrosa, porque tenía demasiadas luces apagadas. Puedes crear energía en las células apagadas con simplemente darle agua a tu cuerpo.

Escucha tu cuerpo, nota cuando sientes mucha energía y no te cansas con facilidad, esto significa que le proveíste a tus células el agua y los alimentos que necesita. Tomar agua restaura la energía de cada célula, incrementando su metabolismo. Un metabolismo sano es sinónimo de mucha energía, de querer moverse. Un metabolismo lento se siente como si tu cuerpo se arrastrara, como si estuviera forzado a moverse, como señal de que las células no están produciendo energía.

A la energía química que producen las células saludables se le conoce como Trifosfato de Adenosina, o ATP por sus siglas en inglés. Es lo que permite el movimiento, lo que llamamos vida. La característica principal de la vida en el cuerpo es el movimiento. Cuando tus células produzcan más ATP, sentirás más energía. Sin ATP no hay vida en tus células, no hay salud. Una molécula de ATP produce 600 unidades de energía.

Lo que me parece maravilloso es que la producción de ATP es mucho mayor en la presencia de oxígeno. Si combinas agua con ATP, ocurre una reacción química, y el efecto de energía es multiplicador: la energía disponible del ATP aumenta de 600 unidades a 6,435 (kilojoules). Esto es verdaderamente fascinante: el agua activa el metabolismo al potenciar el ATP por un factor de 10 veces[45]. El agua aumenta la energía (metabolismo) de cada célula. El oxígeno es necesario durante la fosforilación oxidativa[46], que es la etapa final de la respiración celular.

Si el oxígeno no se encuentra presente, tus células no sintetizan más ATP. Sin el ATP suficiente, las células no pueden llevar a cabo las reacciones que necesitan para funcionar e incluso podrían morir después de un cierto periodo de tiempo. La próxima vez que bebas agua, recuerda que lo que bebes es oxígeno para tus células, que es un material creador de vida.

¿Cómo está tu hábitat?

¿Alguna vez has observado detenidamente el hábitat de una pecera limpia, en donde puedes ver cada especie viviente con gran claridad? Logras apreciar increíbles y diferentes tipos de vida marítima con un detalle único y en un ambiente limpio. El agua de ese hábitat se encuentra dentro y fuera de cada forma de vida que lo compone.

Tu cuerpo es muy similar a un hábitat de agua, donde ese líquido vital se encuentra dentro y fuera de tus células.

La mayor parte del agua en tu cuerpo se encuentra dentro de tus células, y se conoce como líquido intracelular. El agua interior de las células tiene elementos disueltos, siendo el principal de ellos el potasio. El agua externa a las células es rica en nutrientes y diversos componentes vitales, donde el sodio es el elemento dominante. A ese líquido se le llama agua extracelular. El líquido extracelular baña por fuera a las células, pero también circula en los órganos, como por ejemplo, en el plasma que forma parte importante de la sangre. También, es parte del líquido cefalorraquídeo que circula entre los ventrículos del cerebro y la médula espinal.

Ambos líquidos (intracelular y extracelular) se regulan a través de las paredes celulares[47]: entran nutrientes, salen desechos. Te recuerdo que la membrana celular es como la envoltura de la célula y representa el sistema nervioso de la célula, porque evalúa el ambiente externo e interno y permite los cambios necesarios para mantener la célula con vida.

Tu cuerpo usa fluidos para sacar toxinas y desechos. Necesitas agua para detoxificar tu cuerpo. Un cuerpo detoxificado es un cuerpo sano. ¿Cómo está el hábitat de tu cuerpo? ¿Está como una pecera limpia, donde el agua fluye y da vida a cada especie?, ¿o el agua está tan turbia que le es difícil a tu hábitat llevar sus funciones a cabo? Tu organismo tiene la capacidad innata de limpiarse a sí mismo de toxinas y desechos, pero puede llegar el punto en el que la contaminación de tu hábitat sea demasiada.

Te recuerdo que muchas veces diferentes dolores y enfermedades son una señal de intoxicación en alguna parte del cuerpo. El cuerpo te avisa, te da señales. Si tan solo aprendes a escucharlo, podrás sanar conscientemente y se te facilitará tomar decisiones en el día a día que apoyen tu salud.

¿Cuánta agua requiere tu organismo? Depende de tu cuerpo. Sería como comparar dos casas, una siendo una casa pequeña y la otra una mansión enorme. La casa pequeña requiere menos agua para sus funciones que la mansión enorme. Así mismo, en el cuerpo, la cantidad de agua necesaria es relativa al tamaño del cuerpo. Una fórmula fácil es la siguiente: divide tu peso en libras entre dieciséis, y ese es el número de vasos de ocho onzas diarios que puedes ingerir[48]. Esto puede variar, por ejemplo, si tu alimentación es alta en dulces o fumas, porque tu cuerpo tiende a deshidratarse, o si sudas mucho debido al clima o el ejercicio que realizas.

Recuerda, cada día es diferente y tu cuerpo tiene diferentes necesidades fisiológicas. Te sugiero beber agua a temperatura ambiente, no fría, y menos con hielo. Tu cuerpo tiene una temperatura interna que amerita ser respetada. Eso le facilita su trabajo para llevar a cabo sus diferentes funciones internas.

Procura beber agua durante el día, pero limita ingerir agua o cualquier otra bebida justamente al momento de comer, ya que los jugos gástricos se diluyen y los alimentos no se digieren y absorben óptimamente. Para la mayoría, es un hábito sentarse a comer y a beber al mismo tiempo, pero no es lo más saludable para tu digestión. Haz la prueba, notarás la diferencia después de comer, no te sentirás tan drenado de energía, ni tan lleno de gas al levantarte de la mesa. Si consumes alimentos que contienen agua, como los alimentos de la tierra - vegetales, legumbres, verduras - te será más fácil no beber cuando comes que si comes un chuletón de carne con tostones fritos.

El agua de nuestro cuerpo no es estática, va desapareciendo poco a poco con los diferentes procesos fisiológicos[49]. **Perdemos de dos a tres litros de agua diariamente a través de la piel al sudar, respirar, orinar, defecar y llorar.**

Si el contenido de agua baja un 10% pueden ocurrir anormalidades fisiológicas, mientras que un 20% de pérdida de agua puede ser fulminante para tu organismo[50].

Por ejemplo, algunos de esos cambios fisiológicos por no tener suficiente agua en el cuerpo pueden ser cardiovasculares. La hormona vasopresina aumenta[51]. Vasopresina es la hormona que retiene líquido evitando que orines y cierra los vasos sanguíneos para ahorrar y evitar la pérdida de agua. Esto da lugar a que la hormona renina aumente, la cual es responsable por subir la presión sanguínea. **Algo tan básico como beber agua puede bajar la presión sanguínea.**

La cantidad y calidad de agua en tu organismo también impacta tu sistema nervioso. Piensa en tu cerebro por un momento, que controla todos los procesos del cuerpo al enviar y recibir las señales eléctricas a través del sistema nervioso. Como en cualquier red de comunicaciones, la claridad y la velocidad de la señal depende de la limpieza en las vías. Si el líquido contiene productos químicos o metales tóxicos, el resultado puede ser un retraso y distorsión en la señal, lo que ocasionará trastornos en el sistema nervioso como problemas cognitivos, falta de memoria y cambios de humor.

Otro dato importante es que un cerebro sin agua se contrae y debe trabajar más duro para lograr lo mismo que un cerebro hidratado[52]. Además, activa una serie de mecanismos de adaptación para lograr seguir activo a pesar de la falta de agua.

Es vital para tu organismo reponer el agua necesaria. Hay mucho que aprender del agua.

Te animo a buscar el libro *The Four Phases of Water: Beyond solid, liquid and vapor* escrito por Gerald H. Pollack, un profesor de bioingeniería en la Universidad de Washington, Seattle. Pollack se ha dedicado a estudiar el agua de una manera fascinante.

Mira la naturaleza, el agua es la fuerza que la mueve, siempre podemos aprender tanto de ella, todo ser vivo se hidrata con agua, el ser humano es el único que busca satisfacer su sed física con todo menos con agua. Hidrátate con agua, el material creador de vida.

El movimiento es vida

Cada día es un renacimiento, un nuevo comienzo. Tu cuerpo siempre te perdona, a pesar de que tus hábitos no hayan sido los mejores en el pasado, y puede sanar. La salud es normal. Estar sano es tu estado natural y dentro de ti mismo tienes todas las herramientas para regresar a ese estado natural de salud. Reconoce que estás adquiriendo habilidades como un proceso de aprendizaje que tiene como meta un estado de salud completo.

¿Qué regalo podrías darle a tu cuerpo que sea realmente significativo? Ejercitar tu cuerpo representa un atributo, un regalo. Date cuenta que tu cuerpo va a durar más que muchas de las cosas materiales en las que tal vez te enfocas antes de pensar en ejercitarte. Muchas personas pasan demasiado tiempo sentados, en el trabajo, conduciendo o en casa.

Tu cuerpo está diseñado para moverse.

Tener un estilo de vida sano que incluya ejercicio es una decisión personal para cada uno, pero sin duda puedes inspirar a otros y llevar el mensaje a quienes buscan tu ayuda. Recuerda, tu cuerpo hace lo que tu mente le dicte. Si una de tus frases es «no tengo tiempo para ejercitarme», entonces así será, no encontrarás el tiempo, porque ejercitarte no es una prioridad para ti. Ama y valora tu cuerpo lo suficiente para tener un estilo de vida que apoye tu salud. Toma unos minutos cada día para ejercitarte de manera sabia.

Muchos siguen modas y tendencias, y por ello deciden abandonar en poco tiempo su nueva rutina de ejercicios. Debes estar consciente de cuál actividad física es más apta para ti. Encuentra actividades que disfrutes hacer y te hagan sentir bien. Hay tantas opciones: caminar, bailar, brincar, correr, nadar, ciclismo, yoga, taichi, tenis, golf, lo que desees hacer, pero comienza a mover tu cuerpo.

Siempre habrá una actividad para cada uno, y no tiene que ser la misma todos los días o toda la vida. Puede cambiar con el tiempo, así como cambias tú, tu ambiente, tus gustos y tus amistades. Cada persona es diferente, elige conscientemente. Empieza poco a poco, te sorprenderán los cambios que verás en tu cuerpo, mente y espíritu. Quieres tener la capacidad de correr, brincar, estar flexible y moverte con facilidad hasta el final de tus días. El ejercicio es vital para mantener tu salud óptima, conservar tu cuerpo con vigor, tu mente viva, y tu espíritu libre.

¿Cómo tu cuerpo se beneficia al moverte?

Oxigenación y la hormona de crecimiento

Dos órganos vitales entran en juego en la oxigenación: el corazón y los pulmones. Tus pulmones traen oxígeno al cuerpo, proveyendo energía y removiendo dióxido de carbono, el producto de desperdicio creado con la producción de energía. Tu corazón envía el oxígeno a los músculos que se están ejercitando.

Durante el ejercicio, tu cuerpo usa más energía y produce más dióxido de carbono[53]. Para lograr esto, tu respiración aumenta de quince veces (doce litros de aire) por minuto a cuarenta-sesenta veces por minuto (100 litros de aire). Tu circulación aumenta para enviar oxígeno a tu cuerpo y que sigan moviéndose tus músculos.

Hay quienes aman ejercitar su cuerpo, mientras que otros lo evitan a toda costa. Algunos de mis ejercicios favoritos son los de alta intensidad y corta duración[54]. La calidad e intensidad del ejercicio tiene más efecto que la cantidad. Requiere doce a veinte minutos al día y lo puedo hacer en casa, de esta manera el tiempo y el lugar no son problema. En inglés se les conoce como *surge training* o *HIIT*. La clave está en que tu frecuencia cardiaca aumente en un 80% - 90%.

Las investigaciones muestran que este tipo de ejercicio aumenta la oxigenación y el metabolismo y detiene el envejecimiento de maneras sumamente efectivas[55]. Uno de los mayores beneficios de este tipo de ejercicio es el aumento la de producción de la hormona de crecimiento (GH en inglés) la cual es responsable de varios aspectos de salud como: aumento de energía y resistencia, reducción de acumulación de grasa y aumento de masa muscular, aumento en la densidad ósea, mejora el líbido y la ejecución sexual, baja la presión sanguínea, mejora los patrones de sueño y los estados de ánimo.

Como ya te mencioné, puedes elegir cómo moverte. Tal vez te gusta caminar, nadar, bailar, ciclismo, usar una máquina elíptica, movimientos de cuerpo entero como squats y correr en el mismo sitio. Haz lo que te gusta hacer, pero empieza a moverte.

El ejercicio reduce la inflamación

El ejercicio disminuye señales de inflamación como interleucina - 6 (IL-6) y la proteína C-reactiva (CRP en inglés)[56]. Este es un gran beneficio, ya que la inflamación es gran parte del origen y progresión de diversas enfermedades y desórdenes del cuerpo y el cerebro. La verdad es que el ejercicio posee numerosos efectos en distintos órganos y sistemas del cuerpo.

El ejercicio te mantiene joven

El ejercicio está vinculado con más años de vida. Estudios como el de A. Tucker en el *Preventive Medicine Journal* describen cómo el ejercicio está asociado con la longitud de los telómeros, la parte final de los cromosomas[57]. Te recalco que los telómeros son como un escudo que protege el ADN de tus células. Esta parte final del cromosoma se acorta con el paso de los años y con cada división de las células para multiplicarse y regenerar tejidos y órganos de tu cuerpo.

Las personas que viven más años tienen telómeros en un estado más óptimo en relación a otros. Tu estado de conciencia y las decisiones que tomas a diario pueden hacer mucho para afectar la velocidad con la cual se acortan los telómeros.

En realidad, todas las recomendaciones que te doy desde el principio de este libro te pueden ayudar grandemente en esto.

La longitud de los telómeros se mide en pares de base, que son parejas de nucleótidos complementarios y opuestos. Hay evidencia de que las personas que se ejercitan de forma habitual tienen telómeros con un promedio de 140 pares de base más larga comparado con el de las personas sedentarias. Esto representa nueve años de reducción de envejecimiento celular.

¿Cómo tu mente y tu cerebro se benefician del ejercicio?

El ejercicio contribuye a la neurogénesis

Te recuerdo que en recientes años se hizo evidente que el cerebro sí puede tener nuevas neuronas, un proceso conocido como neurogénesis. Mencioné que la meditación aumenta la neurogénesis. Otro de los factores que favorece el crecimiento de nuevas neuronas es el ejercicio aeróbico[58].

El hipocampo es el área del cerebro conocida por ser más capaz de crecer nuevas células, y es un lugar clave del aprendizaje y memoria. En cambio, cuando hay depresión y demencia se encoge. Es realmente importante que reconozcas que puedes crear tu salud con un sano estilo de vida.

El ejercicio mitiga la depresión y previene la misma

La depresión es una causa líder de incapacidad a través del mundo[59]. Los tratamientos tienden a tener efectos secundarios y muchas veces son poco efectivos. Notablemente, los estudios han evidenciado firmemente que la actividad física puede mitigar la depresión[60], mientras que el bajo nivel de ejercicio es un factor significativo de riesgo[61].

La actividad física genera serotonina, la hormona de la felicidad, la cual crea un efecto antidepresivo. El efecto de esta hormona no se limita únicamente al momento del ejercicio. Si haces ejercicio con regularidad, la concentración de esta hormona crecerá de forma constante en tu cerebro. Entiendo que cuando la persona está depresiva, la actividad física puede ser lo último que quieran hacer, pero sin duda hasta un poco de ejercicio al día puede hacer la diferencia.

El ejercicio reduce el riesgo de desarrollar demencia

Estudios demuestran que el riesgo de desarrollar demencia, como la enfermedad de Alzheimer, se reduce significativamente cuando la persona se ejercita[62]. Los beneficios del ejercicio se pueden dar aun si la persona comienza a ejercitarse siendo mayor de edad. El cerebro puede crecer igual como un músculo que se fortalece con el tiempo (neuroplasticidad). Las investigaciones nos dicen que el ejercicio puede afectar positivamente el hipocampo, aumentar la plasticidad simpatética y fortalecer los impulsos nerviosos[63].

¿Cómo tu espíritu se beneficia del ejercicio?

Podría seguir nombrando más y más beneficios del ejercicio, pero, a pesar de conocer los innumerables beneficios que tiene la actividad física en tu cuerpo, puede que eso no sea suficiente motivación para empezar un estilo de vida que incluya actividad física. Esa motivación tiene que venir de ti, de algo más profundo, no de algo externo. Si tu única meta es bajar de peso, lo más seguro es que ejercitarte se sentirá como un castigo por todo lo que comiste.

Tu cuerpo es tu casa, es tu templo (1 Corintios 6:19). Tu espíritu, tu conexión con lo divino reside en él. Cuidar de tu cuerpo es cuidar de tu casa. Encuentra tu razón para ejercitarte.

Tres beneficios del ejercicio que en lo personal encuentro de gran significado en mi vida son los siguientes:

Atención plena - Cuando te ejercitas, es más fácil promover la atención plena al momento presente, estás más consciente de tu cuerpo y aprendes más fácilmente a escucharlo.

Intuición - Al ejercitarte, tu corazón se fortalece y mejora su circulación y la de todo el cuerpo. Cuando tu sangre está fluyendo mejor, tu mente puede estar más clara y puede escuchar tu corazón. Recuerda que la intuición viene de la sabiduría del corazón. Esto te ayuda a estar más conectado contigo mismo.

Creatividad - Al ejercitarte, obtienes mayor concentración, y así tu creatividad puede fortalecerse, ya que puedes mirar las cosas desde un punto de vista más profundo y sano. También, desarrollas flexibilidad mental a la vez que flexibilizas tu cuerpo. La creatividad es tu habilidad para crear nuevas ideas y conceptos, y con ella puedes encontrar mejores soluciones a las circunstancias de tu día a día. Es mucho más que una palabra; es una actitud, una manera de percibir la vida de forma útil y original.

Todo lo que el ser humano hace es esencialmente una expresión de quién es. Llevar a cabo una vida activa es una expresión. Cada cosa de bien que haces por ti o para ti, es un acto de amor para ti mismo, y amarte a ti mismo es el fundamento para tener plenitud en cada etapa de tu vida. **Da vida y amor a tu cuerpo al darle movimiento.**

ÚLTIMAS LÍNEAS...

Eres un ser divino. No podrías ser más hermoso, poderoso y lleno de amor de lo que ya eres. Deseo que comprendas que tu vida se trata de descubrir quién eres y ser ese ser en su totalidad.

La salud y plenitud es tu derecho y privilegio; lo ha sido desde el día en que naciste.

Ten presente que tener salud significa estar completo y pleno. Es un estado de integridad en todas las partes que te forman - tu cuerpo, mente y espíritu. Sentirte saludable y pleno significa estar completo en todas las fases de tu vida. Estar libre de enfermedades y dolencias es solo una parte mínima de tu salud. **Cuando logras sentirte un ser humano completo, conectado entre tu cuerpo, mente y espíritu, entonces experimentarás salud.**

Mi deseo es que te sientas inspirado y motivado a trascender, a vivir en salud y plenitud en cada área de tu vida. Estamos juntos en este camino de vida.

«Yo sola no puedo cambiar el mundo, pero puedo arrojar una roca al agua para generar muchas ondas» - anónimo.

Este libro representa esa roca lanzada al agua; si logra generar alguna onda de cambio hermoso en ti, habrá logrado su propósito.

Sigue acompañándome en esta travesía de transformación. Puedes acceder a mi página, www.eldoctorenti.com, donde encontrarás el curso en línea creado con herramientas prácticas que facilitarán tu crecimiento.

Contigo en mi corazón,

Cesia.

ANEJO:

Tablas sobre alimentos

Aquí te ofrezco varias tablas con alimentos importantes que te ayudarán en este proceso de aprendizaje. Tal vez no estés familiarizado con algunos de los nombres de estos alimentos, y es normal, porque no son parte de tu alimentación regular. Mi deseo en este proceso es que puedas ver la gran abundancia de alimentos que la tierra te ofrece.

Tabla de vegetales

ACELGAS	BROCCOLINI	CHALOTES	ESCAROLA BELGA	OKRA
ACHICORIA / ACHICORIA ROJA	BROTES DE BAMBÚ	CHIRIVIAS	ESPÁRRAGOS	PALMITOS
ALCACHOFAS	BROTES DE SOJA / GERMEN DE SOJA	COLES	ESPINACAS	PEPINO
APIO	BOK CHOY	COLES DE BRUSELAS	HINOJO	PIMIENTOS
ARÚGULA	CALABACÍN	COLIFLOR	HOJAS DE BERZA	PLANTAS DE OSTRA
BATATA / CAMOTE	CALABAZA	COLINABOS	HOJAS DE MOSTAZA	PUERRO
BERENJENA	CASTAÑAS DE AGUA	COL RIZADA	HOJAS DE NABO	RÁBANO
BERRO	CEBOLLA	DIENTES DE LEÓN	HOJAS DE REMOLACHA / BETABEL	REPOLLO
BETABEL / REMOLACHA	CEBOLLÍN	ENDIVIAS / ESCAROLA	JICAMA	YUCA
BRÓCOLI	CHAMPIÑÓN / HONGOS	EJOTES / JUDÍAS VERDES	NABOS	ZANAHORIA

Tabla de frutas

ACEROLA	COCO	JUJUBES	MANZANAS	PIÑA
AGUACATE	DÁTILES	JOBOS	MARACUYA / PARCHA	PLÁTANO / GUINEO
ALBARICOQUES	DURAZNOS	KIWI	MELÓN	QUENEPA
ARÁNDANOS	FRAMBUESA	KUMQUATS	MORAS	SANDÍA
BAYAS DE SAUCO	FRESA	LICHIS	NARANJAS	SAPODILLAS
CARAMBOLA	GRANADA	LIMA	NECTARINES	TAMARINDO
CEREZAS	GROSELLA	LIMONES	OLIVAS	TOMATE
CHIRIMOYA	GUANÁBANA	LOQUATS / NÍSPEROS	PAPAYA	UVAS
CIRUELA	GUAYABA	MANDARINAS	PERA	
CLEMENTINAS	HIGOS	MANGÓ	PERSIMMONS / CAQUIS	

Tabla de carnes y proteínas veganas

VEGANAS	CARNES	PESCADO
EDAMAME	PAVO	BACALAO (COD)
CHÍCHAROS	PATO	MERO (HALIBUT)
FRIJOLES (HABICUELAS) NEGRAS, PINTAS, ROJAS	POLLO	ARENQUE (HERRING)
GARBANZOS	CARNE MAGRA DE RES	DORADO (MAHI MAHI)
GUISANTES PARTIDOS	CARNE MAGRA DE BÚFALO	CABALLA (MACKEREL)
HABAS	CARNE MAGRA DE VENADO	SALMÓN
JUDÍAS NEGRAS		LUBINA (SEA BASS)
LENTEJAS		TRUCHA (TROUT)
NUECES		ATÚN (TUNA)
TEMPEH, TOFU		

Tabla de grasas buenas

ACEITE DE AGUACATE	AGUACATE
ACEITE DE COCO	GHEE / GUI PURO (MANTEQUILLA CLARIFICADA)
ACEITE DE GIRASOL ALTO OLEICO	MANTEQUILLA DE NUECES
ACEITE DE LINAZA	SEMILLAS DE CÁÑAMO
ACEITE DE OLIVA EXTRA VIRGEN	SEMILLAS DE CHÍA
ACEITE DE SÉSAMO	SEMILLAS DE SÉSAMO
ACEITE DE UVA	PISTACHOS

Tabla de granos saludables

AMARANTO
ARROZ SILVESTRE, BASMATI, INTEGRAL
AVENA ENTERA
CEBADA
QUINOA
TEFF
TRIGO / ALFORFÓN SARRACENO (*BUCKWHEAT GROATS*)

Tabla de especias

AJO	CHILE EN POLVO	ENELDO	MOSTAZA	ROMERO
ALBAHACA	CILANTRO	ESTRAGÓN	NUEZ MOSCADA	SAL DE MAR
ANÍS	CLAVO	EXTRACTO DE VAINILLA	ORÉGANO	SALVIA
AZAFRÁN	COMINO	HIERBA DE LIMÓN	PEREJIL	TOMILLO
CANELA	CÚRCUMA	HOJAS DE LAUREL	PIMIENTA CAYENA	
CARDAMOMO	CURRI (CURRY)	JENGIBRE	PIMIENTA NEGRA	
CEBOLLINES	ENEBRO	MENTA	PIMENTÓN (PAPRIKA)	

Tabla de semillas

AMAPOLA (*POPPY*)
CÁÑAMO (*HEMP*)
CHÍA
CALABAZA
GIRASOL
LINO (*FLAX*)
SÉSAMO

Tabla de azúcares

AZÚCAR DE COCO
AZÚCAR DE DÁTILES
AZÚCAR DE MONJE (MONK FRUIT)
BANANAS / GUINEOS
DÁTILES / HIGOS
STEVIA - HOJA COMPLETA (POLVO O LÍQUIDA)

Tabla de vinagres

VINAGRE BALSÁMICO
VINAGRE DE MANZANA
VINAGRE DE JEREZ
VINAGRE DE VINO BLANCO
VINAGRE DE VINO ROJO

Tabla de alimentos que dan apoyo al hígado

VITAMINAS, MINERALES, ENZIMAS, ANTIOXIDANTES	BRÓCOLI, RÁBANOS, PUERROS, ESPINACAS, CEBOLLAS, AJO, APIO, REPOLLO, COLES DE BRUSELAS, EDAMAME, NUECES, POMELO, LIMÓN, ZANAHORIA, MANZANA VERDE, ACELGAS, TÉ VERDE, SEMILLA DE CALABAZA
CINARINA	ALCACHOFAS, CARDOS, JENGIBRE, LIMÓN, CÚRCUMA, MANZANA, PEPINO, BETABEL (REMOLACHA), APIO, PEREJIL
GLUTATION	ESPINACAS, SANDÍA, ESPÁRRAGOS, AGUACATE, CALABAZA, TOMATES, VEGETALES CRUCÍFEROS (RÚGULA O ARÚGULA, BRÓCOLI, COLES, BRUSELAS, COLIFLOR, VERDURAS DE HOJAS VERDES), NUECES, AJOS
VITAMINA C	POMELO, LIMON
VITAMINA E	NUECES, SEMILLAS, VEGETALES DE HOJA VERDE (ESPINACA, BRÓCOLI) AGUACATE
AMINOÁCIDOS	SEMILLAS DE CÁÑAMO, FRUTOS SECOS, PISTACHOS, LEGUMBRES COMO EL GARBANZO, QUINOA, AMARANTO
VITAMINA B	CEREALES INTEGRALES, AVENA, QUINOA, LEGUMBRES, GARBANZOS, HABAS, HABICHUELAS

PERFIL DE LA AUTORA

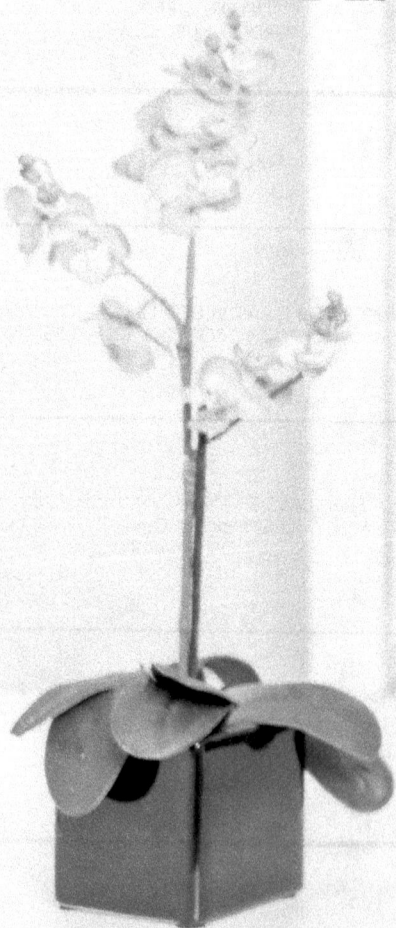

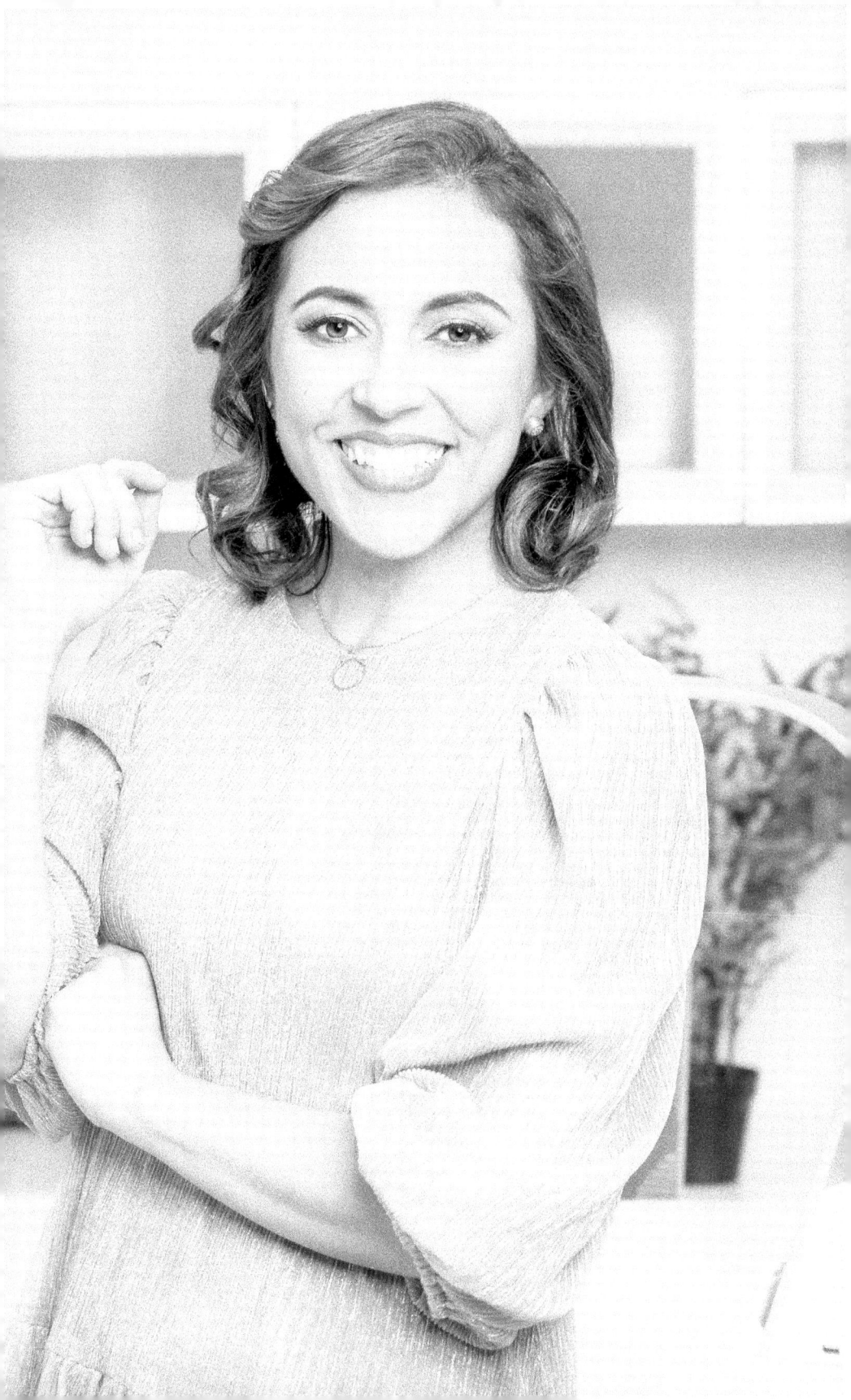

La doctora Cesia Estebané es una reconocida quiropráctica y experta en salud y bienestar, graduada de *Cleveland University – Kansas City* en el año 2009. Ha dedicado su vida a llevar a cabo su misión: ayudar a miles de personas a sanar sus vidas y sus cuerpos de adentro hacia afuera.

Nacida en el país de México, es madre de dos hijos y esposa de su mejor amigo. Actualmente reside y disfruta de una exitosa práctica de quiropráctica en Puerto Rico, donde ejerce desde hace más de once años al lado de su colega y esposo.

Como educadora, su principal motivación es la convicción de que cada persona tiene el potencial de salud plena y de abundancia en cada área de su vida.

Además de ofrecer clases por internet, enseña talleres en vivo en donde utiliza sus conocimientos para ayudar a otros a sanar física, emocional y espiritualmente. Su estilo de enseñar es inspirador, fácil de entender y compasivo. Desde niña se distingue por su amor y pasión por la gente, lo cual la motiva a ser una fiel investigadora y practicante del potencial humano.

Bibliografía

1. Oleribe, O. O., Ukwedeh, O., Burstow, N. J., Gomaa, A. I., Sonderup, M. W., Cook, N., Waked, I., Spearman, W., & Taylor-Robinson, S. D. (2018). Health: redefined. The Pan African medical journal, 30, 292. https://doi.org/10.11604/pamj.2018.30.292.15436.

2. Peruzzotti-Jametti, L., Donegá, M., Giusto, E., Mallucci, G., Marchetti, B., & Pluchino, S. (2014). The role of the immune system in central nervous system plasticity after acute injury. Neuroscience, 283, 210-221. https://doi.org/10.1016/j.neuroscience.2014.04.036

3. Neil Z. Miller (2016). Millers Review of Critical Vaccine Studies: 400 Important Scientific Papers Summarized for Parents and Researchers.

4. Mason, J. W., Ramseth, D. J., Chanter, D. O., Moon, T. E., Goodman, D. B., Mendzelevski, B. (2017). Electrocardiographic reference ranges derived from 79,743 ambulatory subjects. Journal of Electrocardiology, 40-3, 228-234. Retrieved from https://doi.org/10.1016/j.jelectrocard.2006.09.003

5. Boxym. (2019) How Much Oxygen Does a Person Consume in a Day. Retrieved from https://boxym.com/how-much-oxygen-does-a-person-consume-in-a-day/

6. Institute for Quality and Efficiency in Health Care (IQWiG). (2009). How does the stomach work? InformedHealth.org [Internet]. Retrieved from https://www.ncbi.nlm.nih.gov/books/NBK279304/

7. Society for Neuroscience. Brain Awareness Campaign. Retrieved from https://www.sfn.org/BAW

8. Harvard-Smithsonian Center for Astrophysics. NASA's Chandra X-ray Observatory. Retrieved from https://chandra.harvard.edu/about/

9. Lipton, B. (2005). The Biology of Belief: Unleashing the Power of Consciousness, Matter & Miracles. P. 84.

10. Lipton, B. (2005). The Biology of Belief: Unleashing the Power of Consciousness, Matter & Miracles. P. 109.

11. Lipton, B. (2005). The Biology of Belief: Unleashing the Power of Consciousness, Matter & Miracles. P. 87, 98.

12. Glorioso, J., Jacoby, J. (2005). An interview with David Baltimore. Gene Therapy Journal. Retrieved from https://doi.org/10.1038/sj.gt.3302526

13. Lipton, B. (2005). The Biology of Belief: Unleashing the Power of Consciousness, Matter & Miracles. P. 87-88.

14. Hay, L. (1990). Heart Thoughts: A Treasury of Inner Wisdom. P. 118.

15. Gustafson C. (2017). Bruce Lipton, PhD: The Jump From Cell Culture to Consciousness. Integrative medicine (Encinitas, Calif.), 16(6), 44-50.

16. Gustafson C. (2017). Bruce Lipton, PhD: The Jump From Cell Culture to Consciousness. Integrative medicine (Encinitas, Calif.), 16(6), 44-50.

17. McCraty, Rollin & Mike, Atkinson & Tomasino, Dana & Bradley, Raymond. (2009). The Coherent Heart Heart-Brain Interactions, Psychophysiological Coherence, and the Emergence of System-Wide Order. Integral Review. P. 41.

18. McCraty, Rollin. (2016). Science of the Heart, Volume 2 Exploring the Role of the Heart in Human Performance An Overview of Research Conducted by the HeartMath Institute. 10.13140/RG.2.1.3873.5128.

19. McCraty, R., & Zayas, M. A. (2014). Cardiac coherence, self-regulation, autonomic stability, and psychosocial well-being. Frontiers in psychology, 5, 1090. Retrieved from https://doi.org/10.3389/fpsyg.2014.01090

20. McCraty, R., Atkinson, P. D. M., & Tomasino, D. (2003). Modulation of DNA conformation by heart-focused intention. HeartMath Research Center, Institute of HeartMath, Publication (03-008), 2.

21. McCraty, R., Atkinson, P. D. M., & Tomasino, D. (2003). Modulation of DNA conformation by heart-focused intention. HeartMath Research Center, Institute of HeartMath, Publication (03-008), 2.

22. McCraty, R., Atkinson, P. D. M., & Tomasino, D. (2003). Modulation of DNA conformation by heart-focused intention. HeartMath Research Center, Institute of HeartMath, Publication (03-008), 2.

23. Braden, G. Human by Design. The Shift Network Online Course. Module 1.

24. Holthaus, G. (2008), Learning Native Wisdom: What Traditional Cultures Teach Us About Subsistence, Sustainibility, and Spirtuality. University Press of Kentucky. P. 170.

25. Hodges, R. E., & Minich, D. M. (2015). Modulation of Metabolic Detoxification Pathways Using Foods and Food-Derived Components: A Scientific Review with Clinical Application. Journal of nutrition and metabolism, 2015, 760689. Retrieved from https://doi.org/10.1155/2015/760689

26. Grube, A., Donaldson, D., Kiely, T., Wu, L.(2011). Pesticides Industry Sales and Usage 2006 and 2007 Market Estimates. U.S. Environmental Protection Agency. Retrieved from http://www.epa.gov/sites/production/files/2015-10/documents/market_estimates2007.pdf.

27. Thornton, J. W., McCaly, M., Houlihan, J. (2002). Biomonitoring of Industrial Pollutants: Health and Policy Implications of the Chemical Body Burden. Public Health Reports 117(4): 315-23.

28. National Toxicology Program. Annual Report for Fiscal Year 2018. U.S. Department of Health and Human Services. Retrieved from https://ntp.niehs.nih.gov/annualreport/2018/2018annualreportdownloadpdf.pdf

29. O'Reilly, G. A., Belcher, B. R., Davis, J. N., Martinez, L. T., Huh, J., Antunez-Castillo, L., Weigensberg, M., Goran, M. I., & Spruijt-Metz, D. (2015). Effects of high-sugar and high-fiber meals on physical activity behaviors in Latino and African American adolescents. Obesity (Silver Spring, Md.), 23(9), 1886-1894. https://doi.org/10.1002/oby.21169

30. Orgel, E., & Mittelman, S. D. (2013). The links between insulin resistance, diabetes, and cancer. Current diabetes reports, 13(2), 213-222. https://doi.org/10.1007/s11892-012-0356-6

31. Tasevska, N., Jiao, L., Cross, A. J., Kipnis, V., Subar, A. F., Hollenbeck, A., Schatzkin, A., & Potischman, N. (2012). Sugars in diet and risk of cancer in the NIH-AARP Diet and Health Study. International journal of cancer, 130(1), 159–169. https://doi.org/10.1002/ijc.25990

32. Guo, X., Park, Y., Freedman, N. D., Sinha, R., Hollenbeck, A. R., Blair, A., & Chen, H. (2014). Sweetened beverages, coffee, and tea and depression risk among older US adults. PloS one, 9(4), e94715. https://doi.org/10.1371/journal.pone.0094715

33. Akbaraly, T. N., Brunner, E. J., Ferrie, J. E., Marmot, M. G., Kivimaki, M., & Singh-Manoux, A. (2009). Dietary pattern and depressive symptoms in middle age. The British journal of psychiatry : the journal of mental science, 195(5), 408–413. https://doi.org/10.1192/bjp.bp.108.058925

34. Lee, D., Hwang, W., Artan, M., Jeong, D. E., & Lee, S. J. (2015). Effects of nutritional components on aging. Aging cell, 14(1), 8–16. https://doi.org/10.1111/acel.12277

35. Casares, D., Escribá, P. V., & Rosselló, C. A. (2019). Membrane Lipid Composition: Effect on Membrane and Organelle Structure, Function and Compartmentalization and Therapeutic Avenues. International journal of molecular sciences, 20(9), 2167. Retrieved from https://doi.org/10.3390/ijms20092167

36. U.S. Food & Drug. (2018). Final Determination Regarding Partially Hydrogenated Oils (Removing Trans Fat). Retrieved from https://www.fda.gov/food/food-additives-petitions/final-determination-regarding-partially-hydrogenated-oils-removing-trans-fat

37. Takeuchi, H., Sugano, M. (2017). Industrial Trans Fatty Acid and Serum Cholesterol: The Allowable Dietary Level. Journal of Lipids. 1-10.

38. Hall, K., Ayuketah, A., Brychta, R., Cai, H., Cassimatis, T., Chen, K. Y., Chung, S. T., Costa, E., Courville, A., Darcey, V., Fletcher, L. A., Forde, C. G., Gharib, A. M., Guo, J., Howard, R., Joseph, P. V., McGhee, S., Ouwerkerk, R., Raisinger, K., Rozga, I., Stagliano, M., Walter, M., Walter, P. J., Yand, S., Zhou, M. (2019). Ultra-Processed Diets Cause Excess Calorie Intake and Weight Gain: An Inpatient Randomized Controlled Trial of Ad Libitum Food Intake. Cell Metabolism. 30(1).

39. Jéquier, E., Constant, F. (2010). Water as an essential nutrient: the physiological basis of hydration. European Journal of Clinical Nutrition. 64, 115-123. Retrieved from https://doi.org/10.1038/ejcn.2009.111

40. O'Brien JS, Sampson EL. (1965). Lipid composition of the normal human brain: gray matter, white matter, and myelin. Journal of Lipid Research. V6.

41. Mitchell, H. H., Hamilton, T. S., Steggerda F. R., Bean, H. W., (1945). The Chemical Composition of the Adult Human Body and its Bearing on the Biochemistry of Growth. University of Illinois. Retrieved from https://www.jbc.org/content/158/3/625.full.pdf

42. The Franklin Institute Inc. Your Living Blood: It's Alive! - What's it made of? Retrieved from https://www.fi.edu/heart/its-alive

43. Water Science School. The Water in You: Water and the Human Body. U.S. Geological Survey. Retrieved from https://www.usgs.gov/special-topic/water-science-school/science/water-you-water-and-human-body?qt-science_center_objects=0#qt-science_center_objects

44. Lorenzo, I., Serra-Prat, M., & Yébenes, J. C. (2019). The Role of Water Homeostasis in Muscle Function and Frailty: A Review. Nutrients, 11(8), 1857. https://doi.org/10.3390/nu11081857

45. Suarez, F., (2009) Diabetes Sin Problemas: EL Control de la Diabetes con la Ayuda del Poder del Metabolismo.

46. Hroudová, J., & Fišar, Z. (2013). Control mechanisms in mitochondrial oxidative phosphorylation. Neural regeneration research, 8(4), 363–375. https://doi.org/10.3969/j.issn.1673-5374.2013.04.009

47. Jéquier, E., Constant, F. (2010). Water as an essential nutrient: the physiological basis of hydration. European Journal of Clinical Nutrition 64, 115–123. https://doi.org/10.1038/ejcn.2009.111

48. Batmanghelidj, F. (1997). The Body's Many Cries for Water.

49. Szinnai, G., Schachinger, H., Arnaud, M. J., Linder, L., Keller, U. (2005). Water and Electrolyte Homeostasis: Effect Of Water Deprivation On Cognitive-Motor Performance In Healthy Men And Women. American Journal of Physiology-Regulatory, Integrative and Comparative Physiology. 289 (1). Retrieved from https://journals.physiology.org/doi/full/10.1152/ajpregu.00501.2004

50. Jang S, Cheon C, Jang BH, Park S, Oh SM, Shin YC, Ko SG. (2016). Relationship Between Water Intake and Metabolic/Heart Diseases: Based on Korean National Health and Nutrition Examination Survey (KNHANES). Osong Public Health and Research Perspective. 7(5):289-295. doi:10.1016/j.phrp.2016.08.007.

51. Watso JC, Farquhar WB. (2019). Hydration Status and Cardiovascular Function. Nutrients. 11(8):1866. doi: 10.3390/nu11081866.

52. Ritz, P., & Berrut, G. (2005). The importance of good hydration for day-to-day health. Nutrition reviews, 63(6 Pt 2), S6-S13. https://doi.org/10.1111/j.1753-4887.2005.tb00155.x

53. Your lungs and exercise. (2016). Breathe (Sheffield, England), 12(1), 97–100. https://doi.org/10.1183/20734735.ELF121

54. Robinson, M. M., Dasari, S., Konopka, A. R., Johnson, M. L., Manjunatha, S., Esponda, R. R., Carter, R. E., Lanza, I. R., & Nair, K. S. (2017). Enhanced Protein Translation Underlies Improved Metabolic and Physical Adaptations to Different Exercise Training Modes in Young and Old Humans. Cell metabolism, 25(3), 581-592. https://doi.org/10.1016/j.cmet.2017.02.009

55. Boutcher S. H. (2011). High-intensity intermittent exercise and fat loss. Journal of obesity, 2011, 868305. https://doi.org/10.1155/2011/868305

56. Dimitrov, S., Hulteng, E., & Hong, S. (2017). Inflammation and exercise: Inhibition of monocytic intracellular TNF production by acute exercise via 2-adrenergic activation. Brain, behavior, and immunity, 61, 60–68. https://doi.org/10.1016/j.bbi.2016.12.017

57. Tucker L. A. (2017). Physical activity and telomere length in U.S. men and women: An NHANES investigation. Preventive medicine, 100, 145-151. https://doi.org/10.1016/j.ypmed.2017.04.027

58. Nokia, M. S., Lensu, S., Ahtiainen, J. P., Johansson, P. P., Koch, L. G., Britton, S. L., & Kainulainen, H. (2016). Physical exercise increases adult hippocampal neurogenesis in male rats provided it is aerobic and sustained. The Journal of physiology, 594(7), 1855-1873. https://doi.org/10.1113/JP271552

59. News Release. (2019). 'Depression: let's talk" says WHO, as depression tops list of causes of ill health. World Health Organization. Retrieved from https://www.who.int/news/item/30-03-2017--depression-let-s-talk-says-who-as-depression-tops-list-of-causes-of-ill-health#:~:text=WHO-,%22Depression%3A%20let's%20talk%22%20says%20WHO%2C%20as%20depression%20tops,of%20causes%20of%20ill%20health&text=Depression%20is%20the%20leading%20cause,18%25%20between%202005%20and%202015.

60. Hearing, C. M., Chang, W. C., Szuhany, K. L., Deckersbach, T., Nierenberg, A. A., & Sylvia, L. G. (2016). Physical Exercise for Treatment of Mood Disorders: A Critical Review. Current behavioral neuroscience reports, 3(4), 350-359. https://doi.org/10.1007/s40473-016-0089-y

61. Holmquist, S., Mattsson, S., Schele, I., Nordström, P., & Nordström, A. (2017). Low physical activity as a key differentiating factor in the potential high-risk profile for depressive symptoms in older adults. Depression and anxiety, 34(9), 817-825. https://doi.org/10.1002/da.22638

62. Erickson, K. I., Voss, M. W., Prakash, R. S., Basak, C., Szabo, A., Chaddock, L., Kim, J. S., Heo, S., Alves, H., White, S. M., Wojcicki, T. R., Mailey, E., Vieira, V. J., Martin, S. A., Pence, B. D., Woods, J. A., McAuley, E., & Kramer, A. F. (2011). Exercise training increases size of hippocampus and improves memory. Proceedings of the National Academy of Sciences of the United States of America, 108(7), 3017-3022. https://doi.org/10.1073/pnas.1015950108

63. Ellingson, L. D., Meyer, J. D., Shook, R. P., Dixon, P. M., Hand, G. A., Wirth, M. D., Paluch, A. E., Burgess, S., Hebert, J. R., & Blair, S. N. (2018). Changes in sedentary time are associated with changes in mental wellbeing over 1 year in young adults. Preventive medicine reports, 11, 274-281. https://doi.org/10.1016/j.pmedr.2018.07.013